「こころ」を健康にする本

くじけないで生きるヒント

大野裕

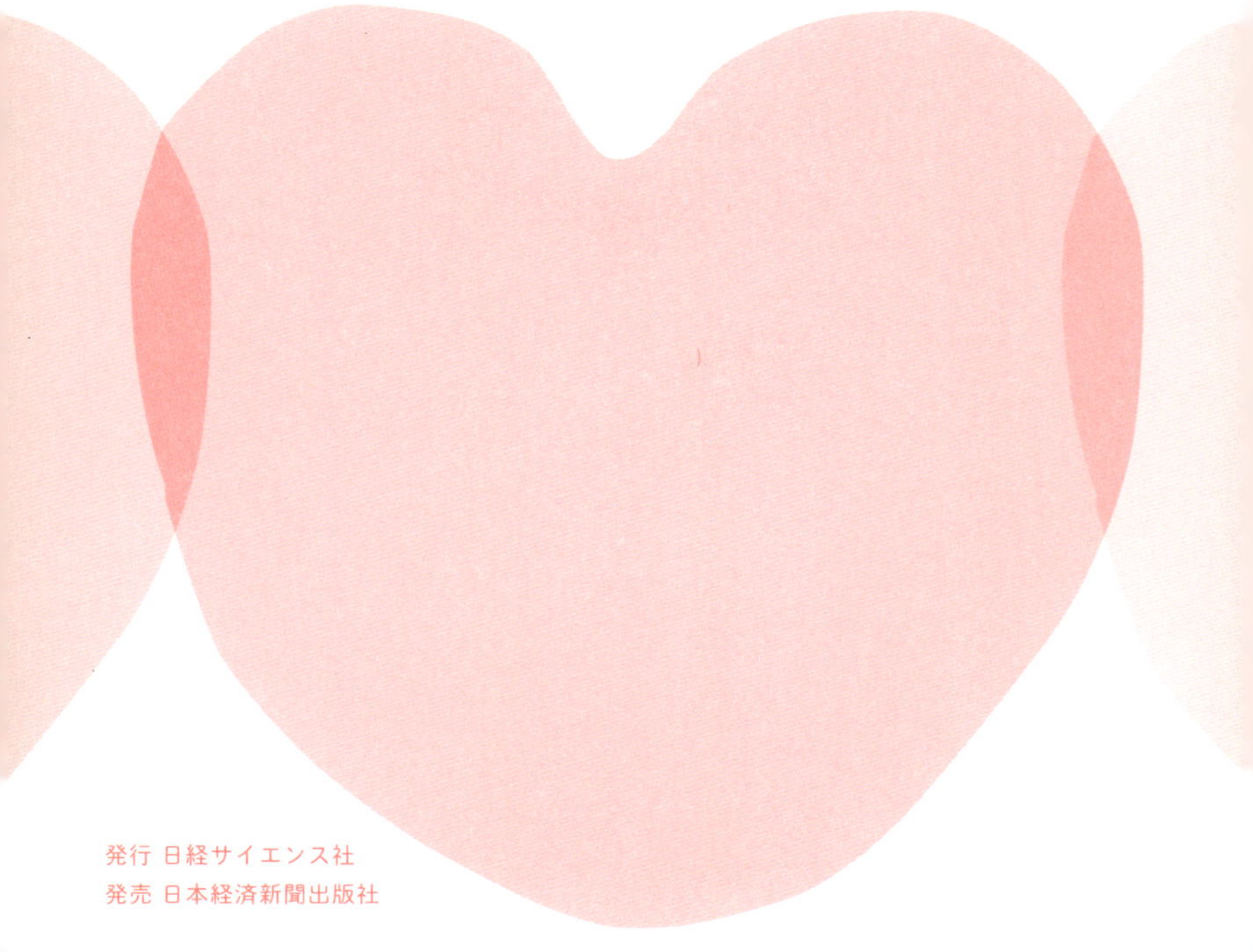

発行 日経サイエンス社
発売 日本経済新聞出版社

こころのアラーム、聞こえますか？

目次

第1部 こころの変化に目を向けてみませんか?

第1章 春［4月〜6月］

第2章

夏

［7月〜9月］

第3章 秋［10月〜12月］

第4章 冬［1月〜3月］

「古い」自分を生かし、「新しい」自分を作る ……… 142

第2部 認知行動療法でこころの力をアップ

第1章 認知行動療法とは？

第2章　認知行動療法を取り入れる

装丁　夏来怜
挿画　大塚いちお

第1部

こころの変化に目を向けてみませんか？

第1章

春

［4月〜6月］

身構えず、無理をせず、自然体で

春は、自分を大切にできる季節だ。

春になると、就職や異動、進級や進学、転居など、環境が変わり、それとともに新しい人との出会いが多くなる。じつは、個人的には、このように新しい人たちと出会う機会が増える季節は苦手だ。人見知りの傾向が強い私は、新しい人と出会うとつい身構えてしまう。相手の人に悪気があると考えているわけではない。その理由を自分なりに分析してみると、自分に自信がないことが大きな原因のようだ。

だから、自分の良くない面を相手の人に見抜かれるのを心配しているのだろう。悪く思われないように身構えてしまう。しかし、冷静になって考えてみると、そのように身構えて良い面ばかり見せようとしても、時間が経てば、良くない面を隠しきれなくなる。

それに、良いか悪いかは主観的な判断だ。一般の人間関係の中で、自分が良いと思っても、相手の人が良くないと思うことはいくらでもある。好き嫌いも人によってずいぶん違う。蓼食う虫も好き好きだ。

そう考えれば、最初からありのままの自分を知ってもらう方が楽だ。それが気に入らないというのなら、その関係はいずれうまくいかなくなる。もちろん、相手を思いやる気持ちは大事だ。職場や学校、地域で、無用な摩擦は避けた方が良い。だからといって、無理して自分を良く見せたり、良い関係を作ろうとしたりする必要はない。

あくまでも自分を大切にしながら自然体で付き合うなかから、長続きする人間関係は育ってくる。

職場・学校、変わる環境

——慌てず、まわりを見て…

年度替わりのこの季節は1年のうちで一番変化の多い時期だ。職場が変わって慌ただしくしている人も多いことだろう。新しく会社に入ったり、学校に進んだりして、慣れない環境で緊張している人も多いはずだ。そうしたときはあまり慌てずに、まわりをじっくり見渡すことから始めてはどうだろうか。

私たちは、困ったときにはつい目の前の問題にこころを奪われて、全体を見ないまま右往左往してしまいがちだ。そうすると場当たり的な対応しかできなくなってしまう。慣れない場所にいるときこそ、ゆっくり腰をおちつけて全体に目をやるようにしてほしい。そうすれば全体の流れが見えてくる。

その際、特に注意したいのがしきたりや習慣と呼ばれているものだ。初めての場所で戸惑うのは、そこでのしきたりや習慣が、それまで自分がなじんできたものと違うためだという場合も多い。そのため、どう振る舞えばよいのかわからなくて困ってしまう。逆に言えば、しきたりがわかれば、それに自分をあわせていくことができる。

もちろん最初はなじめないかもしれないが、少しずつ慣れてくると、仕事や学業に打ち込めるようになる。自信が出てきて、精神的にもよい循環が始まる。そうしたとき、前からそこで働いていた人たちがその場の習慣をわかりやすく教えていくと、新任の人はずいぶん助かるし、職場の雰囲気もよくなってくる。

慣れていない人の立場で
――コミュニケーションを大切に

新しい場所で生活を始めた人は、その場所の習慣やしきたりがわかるとずいぶん生活しやすくなる。習慣やしきたりを理解するには、そこで生活してきた人たちの助けが必要だ。

ところが、そこにずっといる人は、習慣やしきたりをごく当たり前に受け入れている。新しく加わった人も当然わかっているはずだと思い込んでいて、それがトラブルのもとになることもある。

そうした認識の違いを私が感じるのは、病気で入院した人を見舞ったときだ。医者である私でも、初めて訪れた病院ではひとつひとつの動きにとても気を使う。

何か質問したいと思っても、職員が忙しそうだと、声をかけるのをためらってしまう。だから、少しの時間いただけでもどっと疲れを感じる。

ところが、自分が勤務する病院ではそうした疲れはまったく感じない。気を使わずに行動できるので、ストレスをほとんど感じることはない。

職場も同じだ。慣れた人にとっては単純な作業でも、慣れていない人にとってはとても難しく感じられる。手順がわからないし緊張もしているので、間違いも起きやすい。

そのことを理解しておかないと、慣れない作業でミスをした人を、それまでいた人が厳しく叱責して、職場の雰囲気が悪くなることがある。

お互いに無用なエネルギーを使わないですむように、職場のコミュニケーションをよくすることが大切だ。

ミスを抱え込まないで
——周囲に相談、解決の近道

私はよく失敗をする。小さいミスも多いが、同じ時間帯に別の講演の約束をしてしまうなど、取り返しがつかないと思われるようなミスもある。

2つの約束を重ねてしまう事態は、自分でスケジュールを管理しているため起こる。それなら他の人に頼んではどうかと言われるが、自分が管理する方がきめの細かい対応ができると思えるので、なかなか人に頼めないでいる。

ただ、こうした経験からわかるのは、取り返しのつかないミスはまずないということだ。ミスを起こした事実は変わらないが、だからといって取り返しがつかないと言い切ってしまうのはよくない。

そこで大事なのは、困った状況をどのように解決するかという方向に考えを切り替えられるかどうかだ。取り返しがつかないと決めつけてしまうと、それ以上何かしようという意欲がうせてくる。その結果、時間だけが過ぎて、問題を解決するのがますます難しくなる。

問題が起きたという事実は存在しているのだから、それは解決しなくてはならない。人に関わる問題の場合、それを自分だけで抱えていても何も変わらない。できるだけ早く関係者に相談することだ。

率直に打ち明けて相談に乗ってもらえば、無理だと思っていたことでも、意外と解決策が見えてくる。打ち明けて話すことで心の重荷がとれて、いろいろと解決策が浮かんでくることも多い。

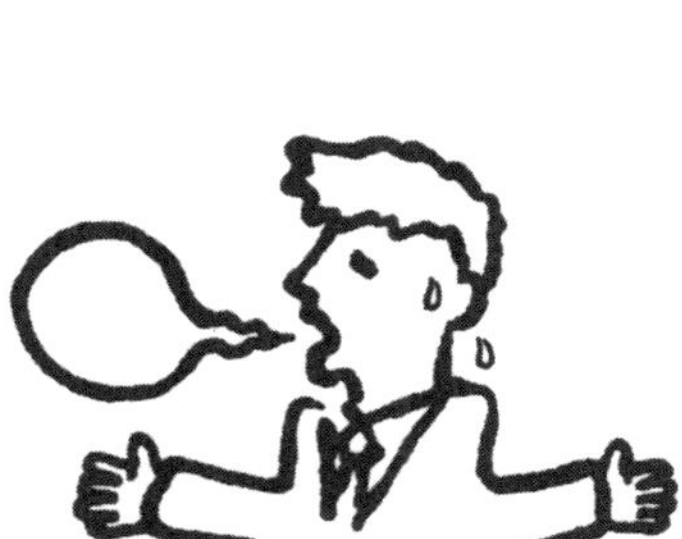

管理職も異動でストレス
——わからなければ聞こう

春のこの時期には精神の不調を感じる人が多いといわれる。気候の影響というより、環境の変化によるものだ。

新しく会社や学校に入って緊張している若者はもちろんだが、異動した部署で慣れない仕事についた中間管理職のなかにもストレスを感じている人は多い。その会社の中である程度の経験を積んできた人たちだ。

ところが、新しい部署では、それまでの知識や経験がほとんど役に立たないように思える。管理職だから部署全体のマネジメントをしなくてはと考えても、仕事の内容も進め方もよくわからない。それまでずっとその部署にいた部下の方がよく知っている。

それなら部下に聞きながら仕事を身につけていけばよいと思うのだが、こんなこともわからないのかとあきれられそうで、聞くに聞けない。仕事が思うように進まず、自分のふがいなさに気持ちがめいってくる。まわりの人の目も気になって、ダメな上司だと思われているのではないかと考えて自信がなくなる。こうして精神的に調子を崩して相談に訪れる中年の社員は少なくない。わからないということを受け入れて、まわりに質問することができないのだ。

それは新入社員でも同じだ。こんなつまらない質問をすると評価が下がるのではないか、忙しくしている先輩の仕事を邪魔するようで申し訳ないなどと迷う前に、わからないことを認めて素直に聞いてみることが大切だ。

気軽に質問できない
——悩んだら一息ついて

わからないことは素直に聞くのが良いと書いた。そうは言っても、質問するのは難しい。特に会社に入ったり新しい部署に異動したりしたばかりのときは、職場の雰囲気や人間関係がわからないだけに、気軽に質問することができない。

そうしたときは、自分が自分に語りかけている言葉に目を向けてみると良い。「こんなことを聞いて、できない人間だと思われるのではないか」など、いろいろな考えが頭の中に浮かんでいることに気がつくはずだ。このように、その時々に自動的に浮かんでくる考えを、専門的には自動思考と呼ぶ。悩んでいるときは、その考えが極端になったり、現実と食い違ったりしているものだ。

「できない人間だ」と思われるというのはあくまでも推測でしかない。もちろん「できない人間だ」と思われる可能性がなくはないが、「わからないのも当然だ」と思われる可能性も否定できない。行動してみなければわからないのだ。自分のことがどう思われるかは、質問するかどうかだけで決まるわけではない。どのように質問するかやどのように受け答えするか、教えてもらったことをどのように生かすかなど、他のたくさんの要素が関係してくる。

ところが、悩んでいるときは、そうした可能性や要素を無視してしまっている。そうしたときは、ちょっと一息ついて、自分の考えが狭くなっていないか振り返ってみてほしい。

こころにも大型連休を
――自分を振り返る機会に

4月末から5月の連休をゴールデンウイーク（黄金週間）と呼び始めたのは私が生まれて間もない1950年代からだというから、その歴史は長い。どうやら大作をこの時期に投入する映画界が宣伝をかねて作った言葉のようだ。

その後、「仕事が忙しくて何日も休んでいられないのに」といった批判が出るようになり、大型連休という言葉が使われるようになったらしい。いかにも仕事中心の発想だが、新年度の忙しさから一息つくにはよい仕組みだと私は考えている。

新年度に学校や企業に入った人、自分やまわりの人が異動をして環境が変わった人、組織再編で仕事内容や人間関係が変わった人などは、新しい環境に慣れるのは時間がかかるし疲れるものだ。退職し仕事から離れた人も、新しい環境にどのようになれるかに苦労していることが多い。

そうした人たちにとって、大型連休は自分を振り返るよい機会になる。この1カ月間一気に走って来た人が、ちょっと息をつくことで、それまで見えていなかった景色が目に入るようになる。それをきっかけに崩れかけた状態を立て直すこともできる。

大型連休はこころの健康にとっても、ゴールデンウィークだということができる。

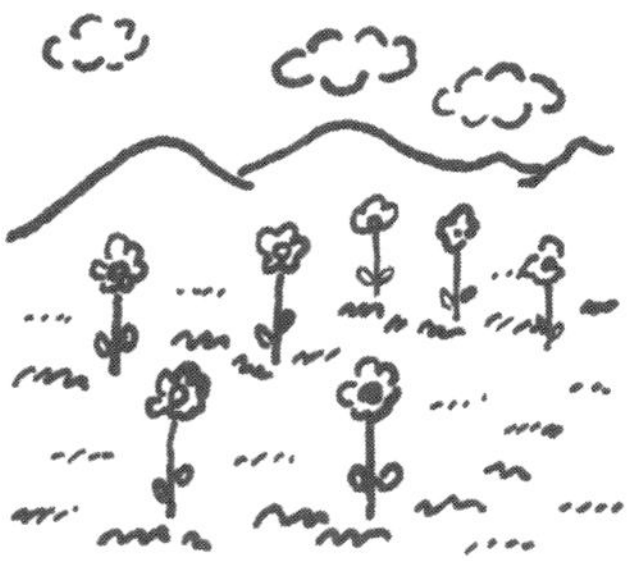

元気がでないときは
——ちょっと立ち止まり、考えて

この時期になると、いわゆる五月病について質問を受けることが多い。新年度に入り新しい環境で頑張っていた人が、1、2カ月たったところで元気がなくなる。それを五月病と呼ぶ。

このような状態になるのは、ゴールデンウイークに休むことでそれまでの勢いがそがれるためかもしれない。ゴールデンウイークは緩急をつけた生き方のよい機会になるが、逆に休んだために気が抜けたようになることもある。

そのときに重要なのは、無理に頑張ろうとしないこと。元気がなくなってくると、私たちは「こんなことではダメだ」と自分を奮い立たせようとしたり、「もっと頑張れる」と励ましたりしがちだ。

しかし、こころのエネルギーがなくなってきている状態でいくら励まして も、元気は出てこない。逆に自分のできなさばかりが目について、ますます 元気がなくなる。

そもそも、元気がなくなるのは、じっくり取り組まないといけない問題が 起きていると、心が伝えようとしているからだ。そうしたときは、ちょっと 立ち止まって、その問題が何なのか、丁寧に考えてみる必要がある。

具体的な問題が見えてくると、その対応策を考えることもできる。これは 元気なときには普通にできていることだが、こころが疲れてきたときはごく 当たり前のことができなくなっているので注意が必要だ。

解決の糸口を見つけよう

——進みたい方向意識して

大型連休はこころの健康にとってもゴールデンウイーク——。新年度が始まって一気に走ってきた人たちにとって自分を振り返り、適度に体制を整え直すよい機会になるからだ。

だが、振り返り方を誤るとかえって自分を追いつめてしまう。新しく会社や学校に入った人たちが、果たして自分の選択が正しかったのか悩み始めるのはこの時期が多い。

思ったような環境でなかったり、思うように力を出せなかったりすると、もっと自分に合ったところがあるのではないかと思い始める。その組織が自分の第1志望でなかったときは、とくにそうした考えにとらわれやすい。

そうすると、いま所属している組織の問題点が目につくようになり、後悔の念が強まる。そのような組織を選んだ自分を責める気持ちが出てきて、気分は沈み込んでいく。

今の組織に自分が向いていないのではないかと考えるようになることさえある。後ろ向きの考えに支配されるようになるのだが、いくら後ろを振り返っても、起こったことを変えるのは困難だ。

こうした際は、これから先、どうすれば自分が望むような現実を作り出せるかを考えることが大切だ。どんな状況に置かれたとしても、多かれ少なかれ問題はあるものだ。

問題は問題として受け止めて、自分が進む方向に少しでも近づくように工夫する。その中から解決の糸口が見つかってくることは多い。

話しやすい環境をつくる
――上司と部下の関係にも気配り

病院の指導医グループから若手医師の指導法について話をしてほしいという依頼を受けた。指導医レベルの医師と若手の医師との間のコミュニケーションが思うようにいかず、精神的に追い詰められる若手が増えているので、来年度に向けて指導のあり方を考えてみたいからだという。

集まりに出かけて話題提供をしながら議論をしたが、若手が話しやすい環境をつくることが大事だというごく当たり前の結論に落ち着いた。

若い医師たちは先輩医師に声をかけるのをためらうことが多い。忙しくしている先輩の邪魔をしてはいけないと考え、こんなつまらないことを聞いてよいのだろうかと考えることも多い。まだ仕事に慣れていないので何が大事かということも十分にはわからないはずなのに、自分でつまらない質問だと判断してしまうのだ。その結果、大きな問題になってしまうこともある。

以前にも同じような問題はあったはずだが、その頃は仕事が終わった後に食事に出かけたり飲みに行ったりするなど、コミュニケーションの場があった。しかし、仕事が終わってまで職場の関係を引きずりたくないと考える若手が増えてきている。以前のように上司が無理を言って仕方がないかと受け入れられることも少なくなっている。

これは病院だけでなく、企業でも同じ。このように変わってきた上司と部下の関係に気を配りながら指導することが必要なのだと思う。

人に見える「力の関係」
——無意識が問題、振り返って

私がよく紹介する人間関係のパターンに「力の関係」がある。支配的な立場にある人はますます強い態度をとるようになり、従属的な立場にある人の態度は弱々しくなるという人間関係の傾向を表現した言葉だ。

この関係は、学校でのいじめを想像するとわかりやすい。いじめの関係の中で、いじめっ子は支配的な態度を強めていく。そうすると、いじめられっ子はどんどん弱気になって、関係が固定してしまう。

ところが、いじめられっ子が急に反抗的になって強く出ると、いじめっ子の態度が弱まって、関係に変化が出てくることもよくある。

こうした状況は、職場でも同じように起こっている。上司はそれだけで強い立場におり、普通に話しただけで威圧感を与える。

一方、部下は自然に弱い立場に立つことになる。よほど頑張らないと意見を言えなくなる。特に新しく赴任してきた人はそうなりやすい。

そうすると、上司は説教口調になっていろいろと指導することになる。その結果、部下はますます意見を言いにくくなる。力の関係が固定してしまい、自由な意見が出せなくなって、職場の生産性が落ちてきてしまう。

さらに問題なのは、こうした関係は、当事者がほとんど意識しないまま続くケースがあることだ。そのような状況に陥っていないか、職場の人間関係を振り返ってほしい。

不満を言えないと
——無意識に手を抜くように

人間関係で直接相手に不満を口にできるようになったら、ずいぶん関係が進んだと考えられる。もちろん、不満ばかり口にするのはよくないが、相手にとって耳当たりのよいことしか言わなくなるのも、同じように好ましくない。

これは、個人的な関係だけでなく、組織の人間関係でも同じだ。よく引き合いに出される例に、イエスマンしかいなくなった組織の問題がある。こうなると、不都合な情報が入ってこなくなる。

その結果、トップの判断に狂いが生じてくる。情報処理の視点から考えれば、判断を誤る最大の原因は情報不足であり、よくない情報が入ってこないのは判断ミスが最も起こりやすい状態といえる。

問題はそれだけではない。不満を口にできなくなると、その気持ちが行動に現れるようになる。他人に気づかれないように、場合によっては自分も意識しないうちに、力を抜いてしまうのだ。

専門的には受動攻撃性と呼ばれる態度で、力を抜くという消極的な形で不満や反発心を伝えるようになる。それをあえて意図的に実施した結果が、以前話題になった、米国の西海岸の港湾での作業の遅れだ。不満を抱えた湾岸労働者があえて仕事を遅らせるようになったために、輸出量が大幅に減少したという。

私たち消費者はフライドポテトの販売休止などで困ったが、混乱で企業や経営者は大きな打撃を受けただろう。

効率的に作業するために
――「縛り」作りペースをつかむ

新しい環境になじむのには、けっこう苦労するものだ。新入社員や新入生はもちろんだが、退職を機に従来と違う生活を送るようになった人も、生活のリズムをとるのに苦労する。

それまでの仕事の縛りから解放されて自由に時間を使えるようになったからといって、自分のペースで悠々自適な毎日を送れるとは限らない。じつは私自身が、新しい環境になじむのに苦労しているところだ。

2015年3月、私はそれまで勤務していた組織の定年退職を迎えた。4月からは自分が立ち上げた組織で仕事を始めたが、気持ちに余裕が出てきた一方で、なかなか仕事のペースがつかめずにいた。メールの返信は滞りがちになり、依頼原稿の締め切りが過ぎて催促されることも増えた。

しかし、忙しくなっているわけではない。私が立ち上げた組織は、これまで実施してきた活動をスムーズに進めるためのものだ。時間的にはむしろ余裕ができ、仕事も自分のペースでできる。

それでも仕事がたまっていったのは、時間があると思ってつい油断してしまうからだ。いつでもできると思い、目の前の仕事に取りかかるのが遅くなる。仕事を先送りにしてしまうと、ますます取り組みにくくなる。

効率的に作業するには、自分で生活の中に時間的な縛りを作る必要があると感じた。

生活リズムの調整
——太陽の光や時計が不可欠

生活のリズムをとるためには自分で意識的に時間的な縛りを作る方がよいと書いた。退職して時間が自由になったときや、会社にフレックスタイムが導入されたとき、そして連休などはリズムが崩れやすい。

私たちの体は朝寝坊をするようにできていて、時間を意識しないと自然にリズムが乱れてくる。このため、生活リズムを意識した生活をするのがよい。それはこころの健康にも役立つ。

30年以上も前のことだが、私が留学した米国の大学には睡眠と覚醒のリズムを研究する大広間のような実験室があった。研究に協力する人は部屋の中で自由に生活できた。

おなかがすいたといえば食事が出てくるし、眠くなれば眠ってよい。それ以上に何かをしなくてはいけないという義務はないので、大きな試験を前にした学生が、勉強しながら謝礼をもらえる一挙両得のアルバイトということで参加していた。

参加者は自由に生活してよいのだが、部屋に窓はなく時計など時間がわかるものも置いてなかった。参加者は客観的な時間がわからないまま、自分の体の訴えにあわせて生活をする設定になっていた。

そこで生活をしているうちに、参加者は24時間を超える周期で寝たり起きたりするようになってくるのだ。こうした実験を通して、私たちは太陽の光や時計を意識しながら自分の生活リズムを整えていることがわかってきた。

笑顔を絶やさず
――余裕を持って人と接する

自分の気持ちや態度が、相手にも同じ気持ちや態度を引き出す。自分が笑顔になれば相手の人も笑顔になる。自分がムッとすると、相手もムッとする。これは仕事でもプライベートでも同じ。私は「距離の関係」と呼んでいる。自分の方が距離を近づけようと踏み出すと、相手の人も近づいてくる。自分が身を引くと、相手も身を引く。自分の態度で、距離が決まってくる。

私は毎朝、タロウという犬と散歩するのを日課にしている。じつは、この愛犬は犬が苦手だ。若い頃はまったくそうではなかったが、ある犬から鼻をかまれるという「事件」以降、犬が苦手になった。散歩途中で他の犬に会うと、私もタロウも身構える。そうすると、相手の犬も飼い主も身構える。同じことが、職場や家庭の人間関係でも起きる。精神的な余裕がなくなると、どうしても笑顔が減る。言い方も厳しくなる。そうすると、まわりの人からも笑顔が消えていき、物言いが厳しくなる。職場や家庭の雰囲気が悪くなる。

そんな雰囲気では、どうしても相手の欠点が目につくようになり、ますます表情や言葉が厳しくなる。そうしたときに、ちょっと不満があっても、笑顔を取りもどすようにする。それだけで、職場や家庭の雰囲気がよい方向に流れるようになる。

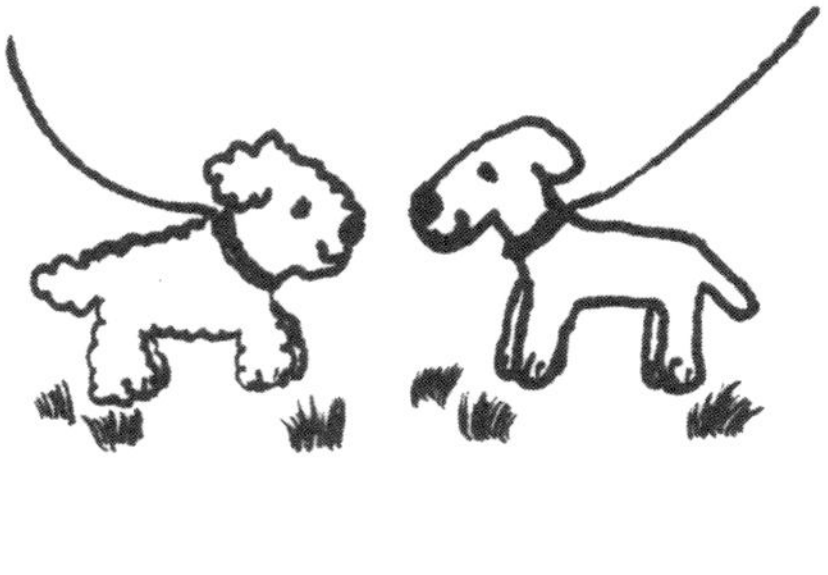

五月病、焦りは禁物
――現実を受け入れ、問題を整理

この時期には五月病について取材されることが多い。五月病は専門用語ではないが、この時期の心の状態を振り返るには役に立つ言葉だ。

もともとは新しく大学に入学した学生が、自分が思い描いていた環境とは違うことに失望して精神的に落ち込んだ状態をさして使われていた。その後、大学だけでなく、会社に新しく入った人や新しい職場に異動した人が体験する心身の不調を表現する言葉として使われるようになった。

そこで体験されているのは期待と失望だ。新しい大学や新しい会社、新しい職場に入るとき、私たちは緊張しながらも期待を抱く。ところが現実は、期待通りにいかないことも多い。そうしたとき、私たちは環境の不備に不満を感じながら、一方で自分の判断の甘さを責めるようになる。

きちんと情報を集めていれば、もっと的確な判断ができたのではないか。これまでもっと準備をしていれば、こんなに困ることはなかったのではないか。自分を責める考えが頭に浮かんできて離れなくなる。そうなると、環境の不備や自分の欠点ばかりが目についてきて、ますますつらい気持ちになってくる。

しかし、いくら後悔しても現実は変わらない。こうしたときに焦りは禁物だ。まずはその現実を現実として受け入れる。その上で、ひとつひとつ問題を整理して、現実を変えていくために自分にできることを考えていくようにすると良いだろう。

教わる身の立場で
――理解度に合わせ説明を

私は新しもの好きだ。テレビや新聞で新しいグッズが報道されると、つい買ってしまう。最近はスマートフォンを買い替えた。これも、宣伝を見て新しいものがほしくなって買うことにした。

ただ新しいものを買うからといって、機械に詳しいわけではない。家族からは、機械が好きなだけで、機能がわかっているわけではないと揶揄（やゆ）される。そんなことはないと反論するが、指摘は間違っていない。だから、新しい機械の前で戸惑ってしまうことも少なくない。

そんなときは、家族や友人の助けを借りることになるが、説明のスピードについて行けないケースがよくある。使い方の説明を受けても、すぐに理解できない。そのまま次に進むと、ますます訳がわからなくなる。このスピード感の違いは、理解の程度によるのだろう。

説明している人は、自分が理解しているところは簡単に話すし、場合によっては飛ばしてしまう。しかし、私は基礎的なこともわからないので、話についていけなくなるのだ。それを細かく尋ねると、相手はこんなこともわからないのかという表情になる。それを見て、私も不快な気持ちになる。

教わっている身で失礼な話だが、こうしたことは医療現場や会社内など、いろいろなところで起きているのだろう。教わる身からすると、もっと私の理解度に合わせて説明してくれればと切に思う。

若者批判は太古の昔から
――経験力の違い、理解を

5月も半ばになると、新入社員が会社を休みがちになる場合がある。その理由のひとつに、上司の指導についていけない若者の存在がある。指導が厳しすぎるのではないかと考えて上司に話を聞くが、必ずしもそうではないという。上司からすると、自分の若い頃に比べて、ずっと穏やかに指導しているという。「だから最近の若者はダメなのだ」と若者の気質のせいにしても問題は解決しない。

年長者による若者批判は太古の昔から続いており、そうした記録も残っているらしい。思い返してみれば、還暦を過ぎた私が若い頃も、軟弱になった若者論が盛んだった。モラトリアム人間や新人類、ゆとり世代など、若者の問題を指摘する言葉は多い。

だからといって、必ずしも人間が変わっているわけではない。ただ、時代とともに人間関係の持ち方も変わる。その違いを認識しておかないと、コミュニケーションは成り立たない。

もうひとつ大切なのが、経験の違いだ。様々な経験を積み重ねてきた年配者は、気がつかないうちに問題に対処する力がついている。経験力とでもいうのだろうか。困ったことが起きても、若い頃のように戸惑うことが少なくなっている。

しかし、年配者にはさほど大したことに思えない出来事でも、経験の少ない若者にとっては大変な問題に感じられるケースがあることを、お互いに意識しておきたい。

ひとりぼっちを知られたくない
——知り合う機会を捨てないで

人見知りの私はよく知らない人が集まる場面が苦手だ。これは、住民が少ない山あいの村落で育ったのが影響しているかもしれない。ダムの上流の山の中腹に張り付くように何軒かの家が建っている。出会うのは顔見知りの近所の人だけで、知らない人に出会うことはまずないような村だった。

もっとも、私の父親も人見知りだったので、私がこのような性格になったのは環境のためだけではないのだろう。その私が、人前で講演をしたり研修会を開いたりしているのだから、不思議だ。

こんなことを改めて考えたのは、ひとりぼっちだということを人に知られたくない若者がいるのを知ったからだ。私は、東京都新宿区の若者支援の手伝いをしており、活動をしているいくつかの若者グループの人たちと具体的な支援策を話し合っている。

その会合で、大学のトイレの中で食事をする若者がいるという話を聞いた。食堂などで一人で食べているのを他の人から見られて、友だちがいないと思われるのがつらいからだという。

その気持ちはわかるが、だからといってトイレに閉じこもってしまうと、他の人と接する機会が減ってしまう。そうしたときこそ、思い切って人の集まりのなかに足を踏み入れてみれば、人と知り合う機会が生まれる。そうした可能性を自分から閉ざしてしまうのはもったいないと思う。

下手の考え休むに似たり
――悩みは自信喪失の原因に

しばらく前、東京都心の高層ビルの上層階にある研修会場に入ったときのことだ。部屋の西側が一面窓ガラスになっていて、そこから眼下に街が広がり、遠くには富士山が目に入ってきて、思わず「きれいだな」とつぶやいていた。

このような体験から分かるように、私たちは、周囲の情報をまず脳で感じ取って、その後に考えているようだ。私たちが何かを体験したときには、まず脳が反応して、その後に考えや言葉が続いて出てくる。しかもそれは、ほとんど瞬間的に、無意識のうちに出てきて、そして無意識のうちに流れ去っていく。はっきりとした言葉にならないまま消えていく考えも多い。

こうした瞬時の脳の働きは、私たちが毎日の生活を問題なく送っていくためには、とても重要な役割を果たしている。

私たちは、忙しい生活のなかで次々と新しい問題に直面する。ひとつひとつ丁寧に考えて対応できれば良いが、それではいくら時間があっても足りない。瞬間的な判断が重要になってくるのだ。

昔から「下手の考え休むに似たり」と言われるが、まさにこれは大切な生活の知恵だ。一つ一つの出来事をよく考えて判断しようとしているうちに、時間ばかりがたって決めきれなくなる。そのために自信がなくなって、判断が遅れる。悩んでいるときには、こうした悪循環に陥って苦しくなっていることが少なくないので、注意が必要だ。

うつや不安
——変調知らせるアラーム

私たちは、出来事のマイナス面に目を向ける傾向がある。心身の不調を治療して回復させるのが医師の役目なのでやむを得ない面はあるが、回復に向かう力を引き出すためには私たちが本来持っている健康さを生かすしかない。

そもそも、心身の変調は私たちを守る働きをしていて、健康な反応といえる。細菌やウイルスに感染したときに発熱するのは、体温を上げることで外部からの侵入者である細菌やウイルスにとって生活しづらい環境を作るためだ。熱が出たからといって、すぐに熱を下げるのは良くないといわれる。

痛みにも自分を守る働きがある。何かにぶつかって痛みを感じたときのことを想像してほしい。

あまりに痛みが強いようだと、骨折など大きな問題が起きているのではないかと考えて医療機関を受診するだろう。その後、同じ場所に行ったときには、痛みを思い出して、注意して行動するようになるはずだ。

発熱したり痛みを感じたりすることで、私たちは自分の体に起きた危険に対処できる。発熱や痛みは体のアラームの役割を果たしている。それと同じようにこころのアラームといえるのがうつや不安などの気分の変化だ。

私たちの気持ちが動揺するのは、人間関係や仕事で問題があるときだ。つまりそれは、何か問題が起きているからちょっと立ち止まろうというこころのメッセージだし、健康な心の反応でもあるのだ。

ストレスへの上手な対処
――「自分の性格を知る」が大事

ストレスに弱い人の特徴を教えてほしいという趣旨の取材を受けることがある。しかし私は、ストレスは誰でも感じるもので、特徴には意味がないと考えている。

一般に、きちょうめんで真面目な人はうつ病になりやすいといわれる。いろいろなことを真面目に考えて行きづまりやすいからだと説明されるとなるほどそうかと思える。

しかし、逆にいいかげんで不真面目な人は、困ったときに他の人から助けてもらえない。それがストレスになって落ち込んでしまうことがある。必ずしもきちょうめんで真面目な人がストレスを感じやすいとは言い切れない。私は個別の性格ではなく、性格とストレスの相性の方がずっと大事だと考えている。私たちはそれぞれ、ストレスを感じやすい苦手な領域をもっている。私はそれを「こころの当たり所」と呼んでいる。

例えば、業績重視の人は、仕事で思うような成果が上げられないと精神的にまいってしまう。このタイプは、人間関係が少しぐらい悪くなっても、仕事や勉強がうまくいっていれば元気でいられる。

ところが、人間関係重視の人は、まったく逆の反応をする。仕事や勉強が少しくらいうまくいかなくても、良好な人間関係が維持できていれば元気でいられる。しかし、人間関係がぎくしゃくしてくると、とたんに元気がなくなる。

ストレスに上手に対処するには、こうした自分の性格を知ることが大事だ。

第2章

夏

［7月～9月］

こころのしなやかさを信じて

夏は、自分らしさに気づける季節だ。

私は、いつのころからか仕事が忙しくなって夏休みを取れなくなったが、学校に通っていたころはもちろん、働き出してからも勉強や仕事から解放される夏休みには、いつもと違う時間の流れを感じることができた。

しかし、その一方で、長い休みを取っているときには、不安な気持ちを感じることも多かったように思う。夏休みになると、一気に自分のために使える時間が増える。それだけに、その時間の使い方を上手にしないと、無駄に時間が過ぎていっているように感じて、不安な気持ちになりやすいので注意が必要だ。

だからといって、上手に時間を使うべきだと言おうとしているのではない。むしろその逆で、今では私は、無駄に時間が過ぎる体験もまた大事なのではないかと考えるようになっている。

私はどちらかというと完璧主義の傾向が強い。少しでも手を抜くと、その後困ったことが起きるのではないかと考えて不安になる。無駄に時間を過ごすことができない。そうすると、気を抜くことができず、いつも走り続けているような感覚にとらわれて気持ちに余裕がなくなってくる。そうならないためには、上手に手を抜くことが大事だ。そうすると、本来の自分らしさが出てくる。

そうは言っても、夏休み中に手を抜いてばかりいると、休みが終わった後にうまくもとの生活に戻れないのではないかと、これまた不安になるかもしれない。しかし、年を重ねた今になって言えることだが、長い休みが終わって普段の生活にもどると、意外とこころの状態も切り替わるものだ。
私たちは、自分のこころのしなやかさをもっと信じて良いのだと思う。

マイクロ・フラストレーション
──少しガッカリ、成長促す

まだ私の子どもが小さかったころのことだ。「お父さんて偉いんだね」と子どもから言われたときに照れてはいけないと、先輩の医師から教わった。真面目な人ほど照れてしまって、「そんなことないよ」と否定してしまうが、そうすると子どもはガッカリしてしまう。あまり急激にガッカリさせるのは、子どもの成長を考えると良くないというのだ。

子どもは父親の中に自分の理想を見ている。尊敬する父親のようになりたいと考えて頑張る。自分が進む方向を示す目標であり、前に進もうとする気持ちを支える存在にもなっているのだ。その思いを急に否定するのは良くない。父親を素晴らしいと判断したのは子どもだ。それを否定すると、子どもの主体的な判断を否定することにもなる。一方、主体性を尊重すれば、子どもは自信を持つようになる。

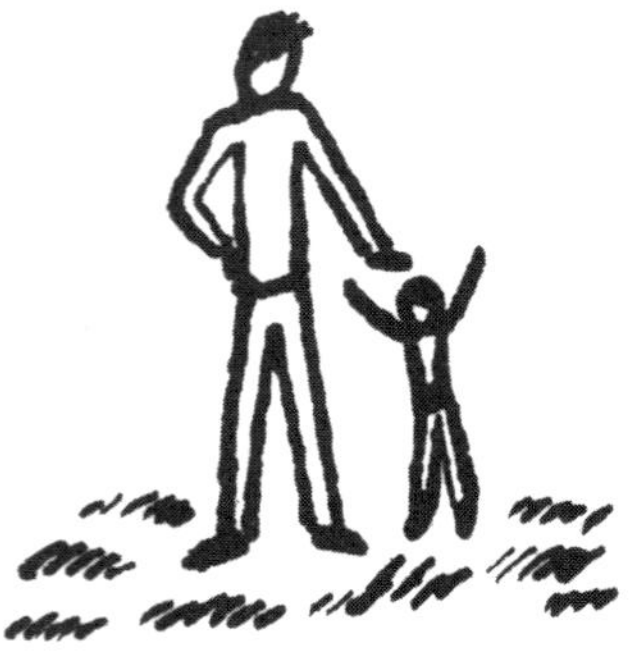

その場で否定しなくても、父親の欠点など、子どもが成長してくれば自然に目に入ってくる。もちろんそうなるとガッカリもするが、ガッカリの度合いは少ないので、子どもは父親の素晴らしいところとそうでもないところを冷静に受け入れる。父親が完全ではないとわかれば、子ども自身も無理に頑張りすぎない。等身大の自分を少しずつ受け入れ、成長していける。

ちょっとだけガッカリする体験は、専門的にはマイクロ・フラストレーションと呼ぶ。父親だけでなく母親と子どもの関係でも起きる。学校の教師と生徒、職場の上司と部下の関係でも同じで、こうしたほどほどの尊敬とちょっとしたガッカリが成長を後押しする。

感じ方の違いを集団で学ぶ
――荒れた中学校に落ち着き

思春期のむちゃな行動にはこの時期に特徴的な不安はもちろん、脳の発達が不十分で、自分や他の人の気持ちを読み取って、自分の言葉で表現するだけの力がまだ育っていないことも関係している。

だからこそ、自分の気持ちや相手の気持ちを理解できるようになると、不安が軽くなるし、人間関係もスムーズにいくようになる。

先日、あるスクールカウンセラーから、荒れた中学校が、教師や保護者の努力で立ち直ったという話を聞いた。5年前の学校の写真を見せてもらったが、たしかに驚くほどの荒れようだった。そのころは、建物を修理するための年間の予算を1カ月で使い切っていたという。

道徳と総合学習の時間に、教員とカウンセラーが、ライフスキルと呼ばれる授業を行った。ライオンズクラブが開発したプログラムで、私の専門にしている認知療法に非常に似ている。

例えば、クラブの部長に選ばれたときに、うれしいと思う人もいれば、面倒だと思う人もいる。そうした例を通して、同じ出来事でも、人によって感じ方がいろいろ違うということを集団で学んでいく。自分や人の気持ちを理解する力を育てていった。

このような授業を積み重ねるうちに、生徒の態度が見違えるように変わり、保護者も協力的になり、学校に落ち着きが戻ってきたという。理論が実践につながり、現実に変化を引き起こしたのだ。

安心できる人間的環境
——子どもの成長を後押し

前回、教師や親、地域が協力することで、生徒の態度が驚くほどよい方向に変わったという話を紹介した。そこで変わったのは生徒だけでない。教師も親も同じように変わっていったという。

子どもが学校で問題を起こしてばかりいることもあって、学校にまったく顔を出そうとしなかった親が、教師やカウンセラーが何度も家庭訪問をしていくうちに学校の活動に協力するようになった。

お互いに信頼して相談しあえる関係ができていったためだが、それがまた、子どもの変化の背中を押すことになった。

こうした話を聞きながら、子どもの成長にとって、安心できる人間的環境が大事だということをあらためて感じた。子どもが、自分が認められ受け入れられていると感じられるからだろう。

話が飛ぶが、ヒトラーは青年時代に建築家になりたいという夢を持っていたという。ある都市計画のコンペに応募したが採用されず、ひどく落ち込んだ。もし彼がそこで認められていれば、生涯はまったく違っていただろうといわれている。

ヒトラーについて、いまさら仮定の話をしても意味はない。周囲の問題というより本人の能力や考え方の問題が大きかったのかもしれない。

しかし、同時に、思春期の子どもの成長過程で、周囲の環境も大事だということをあらためて感じさせるエピソードではある。

思春期との対処法
――心配しすぎずそっと…

思春期は気持ちが動揺しやすい時期だ。それだけに、大人からはその気持ちが理解しづらくなる時期でもある。

心も体も子どもと大人の中間にあるからで、「ことな」と表現した専門家もいる。しかも、思春期には、心や体が子どもから大人にバランスよく成長するわけではない。体の成長をみればわかるが、腕や脚、胴体のバランスが一時的に悪くなる。それに、いわゆる第二次性徴も始まる。こうした体の不自然なほどの変化のために、思春期の子どもは不安になりやすいとされている。

同時に、思春期は精神的なバランスが崩れやすい時期でもある。子ども時代の家族の価値観から離れて、大人としての自分の価値観を作っていかなくてはならない時期だからだ。決してスムーズにいくわけではなく、一時的には親に対して拒絶的になって、親の言うことをまったく聞かなくなったりもする。いわゆる反抗期だが、一方で妙に親に頼ってくることもある。自律と依存のバランスが崩れて、精神的にも不安定になる。

そうした態度を見ていると、親は心配になる。しかし、あまり心配しすぎてあれこれ指図をすると、かえって子どもの反発を強めることになりかねない。親離れをしようとしているのに、自分の行動を支配されるように感じてしまうからだ。自分の力で前に進もうとしている姿に目を向けて、それをそっと支えるようにするとよいだろう。

思春期の「反動形成」

——大人目線の指摘は避けて

前回、思春期は精神的なバランスが崩れやすいこともあって、反抗的な態度を取りやすいということを紹介した。子どもから大人に向けて心理的に独り立ちしていく不安があるために、半ば無意識的に、自分の弱さを感じないようにしているためでもある。

不安なときにその不安を見せないで、逆に強がってみせるなど、自分の気持ちとは反対の態度を取るこころの動きを、専門的には「反動形成」と呼ぶ。自分が果たして社会の中に入ってやっていけるかどうか不安になっているときに、自分の欠点や弱さが目に入ってしまうと、自信がなくなってますます不安になる。だから、不安な部分には目をつむって、頑張っていこうとするこころの動きが生まれてくると、考えられている。

こうしたこころの動きは、大切にしないといけない。大人から見れば無理をしているようでも、子どもは一生懸命前に向いて進もうとしている。自分が強いと思っているからこそ、つらい状況でも頑張ることができる。子どものためを思ってとはいえ、大人の目線で一方的にアドバイスをすると、自分が否定されたように感じられやすい。だから反発することになる。

もちろん、あまりに頑張りすぎると、自分中心になりすぎることはある。そのことをきちんと指摘しながら、必要な手助けをするようにしていくと、子どもは安心して再び前に進んでいけるようになるはずだ。

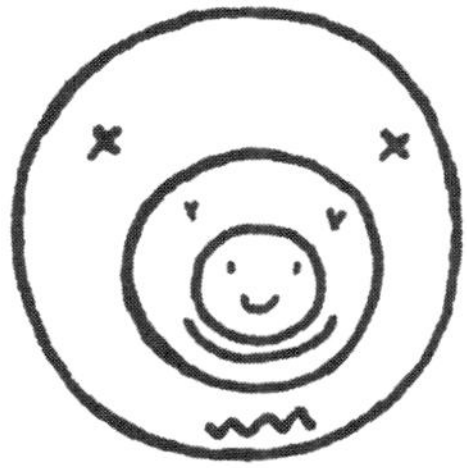

自分を取り戻そう
――雑念払う座禅も一役

東京・丸の内で開かれた座禅会に参加した。老師の講話を聞いた後、椅子座禅を行った。禅の考え方は難しいので、私が話の全体像を理解できているかわからないが、座禅は本当の自分を取り戻す営みだという話が印象的だった。

忙しく慌ただしい毎日を送るうちに、私たちは日々の雑事に追われ、本来の自分を見失う。そんなとき、自分を取り戻すのに座禅が役立つという。泥の池に大事な宝物を落としたときのたとえ話は説得力があった。

大切なものを落としたからといって、すぐに池に飛び込んで必死に探しても、水が濁るだけで見つけることはできない。逆に、静かに待っていると、池の水が澄んできて、池の底に光っている宝物に気づくことができる。宝物が自分から自分の存在を教えてくれるのだ。

こころも同じだ。静かに座って体を整え、呼吸を整え、そしてこころを整える。もっとも、こころが無になるわけではないようだ。むしろ没頭するような体験だといえる。それによって自分を取り戻す。

なるほどと考えて、その後の椅子座禅に取り組んだが、短時間でも何かに没頭するのはなかなか難しい。いろいろな雑念が頭に浮かんでくる。

雑念を振り払おうとすればするほど、かえって雑念にとりつかれる。だから修行が必要なのだろうと思いながら、日常の生活のなかでもう少し続けてみたいと考えているうちに座禅会が終わった。

校長先生の言葉
――いつまでも心の支えに

お盆で帰省している人も多いだろう。私は、愛媛県の山の中、高知県との境の出身だが、両親もその土地を離れていることもあり、ずいぶん長く故郷に帰っていない。

その地のことを懐かしく思い出したのは、私が卒業した小学校が閉校になるとの連絡が届いたからだ。その河成小学校は、私が通っていたころは、1学年2クラスだった。

しかし、過疎化とともにどんどん生徒数が減っていき、結局、閉校が決まってしまった。私自身も故郷を離れて久しいので、どうこう言うことはできないが、寂しい気持ちになった。

閉校に当たって文集を作るので原稿を送ってほしいという。短い原稿だったのですぐに送ったが、執筆しながら小学校時代を思い出していた。

成績はそこそこ良かったが、体力がなく、走るのが遅くていつも最下位で劣等感を持っていた。プールなどなかった時代に、川で泳いでいて溺れそうになり、助けられたことも頭に浮かんできた。

最終的に私が文集に書いたのは、卒業式当日に校長先生からかけられた言葉だ。先生は「総理大臣にはなれないだろうが、総理秘書くらいにはなれるかもしれないから頑張れ」と声をかけてくれた。その言葉が妙に現実的でうれしかったし、その後も心の支えになっている。

子どもの頃の体験はいつまでも心に残っているものだ。大人の子どもたちへの接し方の大切さを改めて感じた。

たまった宿題どうしよう？
——原因探しより解決策

暑い暑いとこぼしているうちに、8月も後半になった。夏休みが終わりに近づいて宿題の山に苦しんでいる子どもも、少なくないだろう。親からすると、最後になって苦しむことはわかっているのだから、早めに宿題に取り組んだらよいのにと思えてしまう。

しかし、子どもはそこまで考えていない。目の前の楽しみについ心を奪われて、大変な宿題は後まわしにしてしまう。その結果、今の時期になって困ることになるのだが、だからといってなぜ早く手をつけなかったのかと責めても、あまり意味はない。

私たちは、よくないことが起きると、どうしてそうなったのかと考える。原因を見つけて解決しようと思うからだが、それが失敗に終わることも多い。そもそも原因がはっきりしていないからだ。

親から「どうして」と尋ねられても、その理由を理路整然と答えられる子どもはあまりいないだろう。私など、心の中で「それがわかっていればとっくにやっていたよ」とつぶやき、ふてくされていたものだ。

問題が起きたときには、後ろ向きになって原因を探るよりも、前向きに解決の道を探る方がずっと役に立つ。原因がわからなくても、問題が解決できることはいくらでもある。その途中で原因がわかれば、その手当てをすればよい。

たまった宿題も、いたずらに原因探しをするよりも、まずはできることから少しずつ取り組むことだ。

思春期の睡眠時間
――8時間寝て、抑うつ改善

子どものこころの健康を育てる教育について話し合う会議に出席していたとき、年配の委員が「早寝、早起き、朝ご飯をとる。この3つを徹底させることが大事だ」と強い調子で発言していた。

それを聞きながら、私は、3つが実践できれば、たしかに心身とも健康にすごせるだろうと考えた。私たちは、朝起きて日光を浴び、朝食をとって体をリセットしている。そのためにも、決まった時間に起きることは大切だ。

しかし、そうした生活は健康だからこそできるのではないかとも考えていた。個人的にも、夜型人間の私には、早寝早起きなど無理な話だ。

そのことをあらためて思い出したのは、米小児科学会が、中学や高校は、生徒の心身の健康のために、登校時間を遅くすべきだという声明を出したからだ。

詳細は睡眠の専門家に譲るが、思春期は8時間前後の睡眠時間が必要だ。しかし、この時期は、体のリズムを刻む「体内時計」が人生でもっとも夜型化する年代なので、早寝早起きは難しい。このため、登校時間を遅くして睡眠時間の確保につなげるべきだという声明を発表したというのだ。

試験的に登校時間を30分遅らせた米国の学校では、生徒の睡眠時間が延びた。抑うつ感が改善し、集中力が高まったという。あまり起床時間が遅くなりすぎるのはよくないが、一考に値する研究だと思う。

昼寝の効用
――夜の睡眠の質も向上

私が子どもの頃はエアコンなどなかったので、夏には家族でよく昼寝をしていた。

そのことを思い出したのは、福岡県久留米市の講演会に出かけた際に、ナッピーという昼寝グッズをプレゼントされたからだ。それは、講演会の司会の久留米大学医学部の内村直尚教授のアイデアをもとに作った昼寝枕だ。

午睡の効果を医学的に研究している同大のグループは、地元の高校と協力し、昼食後に生徒たちに15分の昼寝の時間を持つようにさせている。こうすることで、午後の眠気がなくなり、生活リズムが整ってきて、心身の健康につながるからだ。

内村教授の説明では、眠気のリズムは12時間周期で表れ、午前2時頃と午後2時頃に最も強い眠気が出てくるように、私たちの身体はできているという。眠気が強まる午後2時の前に短時間の睡眠をとると、脳がリフレッシュされて意欲や集中力が高まる。

それだけでなく、週に3回以上短時間の昼寝をすると、夜の睡眠の質が良くなる。睡眠と覚醒のリズムがきちんとなって、決まった時間に眠れるようになるだけでなく、熟眠感が増し、朝も時間通りに起きられるようになる。それがアルツハイマー病や心臓病、脳血管障害、うつ病の予防につながってくるそうだ。

こうしたことを知り、子どもの頃に昼寝をしていた私たちの生活の知恵の意義を改めて思った。

大切な人が頑張るとき
――上手に背中を押して

親であっても子供の行動や考え方を一方的に変えることはできない。しかし、親しい人や大切な人が頑張っているときに何もできないというわけではない。その人の頑張りを手助けできるし、それがその人の自信につながることは多い。

生まれつき内向的な人の成長を長年にわたり研究した米ハーバード大学のケーガン博士の報告は興味深い。生まれたばかりの赤ん坊を調べると、約3分の1が内向的で感じやすい性格を持っていた。しかも、そうした性格は大人になってからも続いていた。

ところが同じ性格を持っている人でも、成長後の行動に違いがあった。行動も内向的で、あまり人になじめない人はもちろんいたが、一方で、積極的に交流する人もいたのだ。性格は内向的だが、行動を見ると外向的な人たちだ。

そうした人たちが育った環境を調べてみると、まわりの人たちが上手に背中を押していた。親しい人や大切な人が内向的だと、私たちはつい先回りして手助けしてしまいがちだ。本人がなるべく負担を感じないようにと思ってのことだが、それではなかなか自信がついてこない。

行動が外向的に変化していた人たちは、不安を感じながらも一歩を踏み出そうとするまで、まわりが待っていた。そして、行動しようとしたときに軽い支えがあった。そのようにして、やればできるという感覚が生まれ、行動が変わっていったのだ。

素の自分に戻ろう
——ほかの人との関係にも変化

自分を取り戻すという発想は忙しい現代社会では大切な意味を持っている。私たちは、会社の名前や肩書はもちろんだが、男性か女性か、妻か夫か、若いか年をとっているか、などいろいろな鎧（よろい）や衣を身にまとって生活をしている。社会生活を営むためにつけている鎧や衣を脱いで、素の自分に戻るのが、自分を取り戻すということだ。一人の人間に戻ると、ほかの人との関係にも変化が出てくる。

このコラムで、夫の退職後に精神的に不調になる妻の話を紹介した。そうしたことが起きるのは、夫が毎日、家にいることになって生活のリズムが変わるためだけではない。夫が会社時代の人間関係を家に持ち込んでくることの方が、精神的負担が大きいようだ。

会社でそれなりの立場にあった男性が、退職後の家庭生活でも、会社にいるときのように妻にあれこれ指図する。家庭では対等な存在のはずなのに、部下のように扱われることで、妻は自分が否定されたように感じる。しかし、その気持ちは夫に伝わらない。

おそらくこうした関係性は退職前からあったのだろうが、夫が働いていたときは家にいることが少なかったので、あまり問題にならなかった。退職したことで、問題が顕在化しただけだ。そう考えると、夫婦の関係は働いているときから考えておくべきことだといえる。

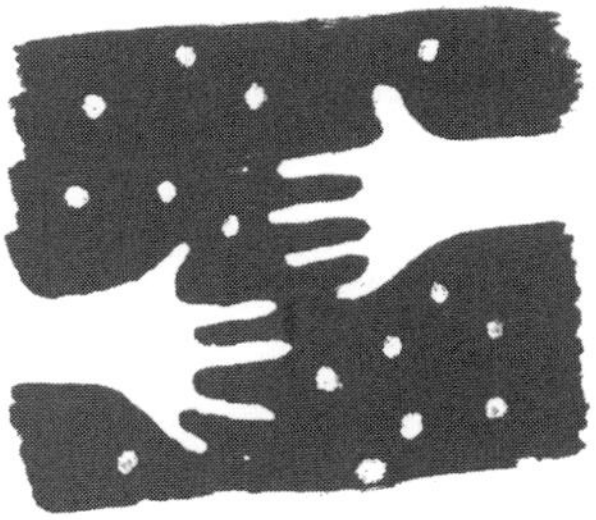

生き方の価値とは
――「存在すること」自体が大切

ある講演会で、ビーイング（存在すること）とドゥーイング（行動すること）について発言した。障害者支援をしている人との対談のまとめをしたときだ。

その人は、精神障害を持った人の社会参加を支援していて、講演の中では、必要な組織や支援機関の使い方を解説した。その後、私との対談では、人によって、病状によっていろいろな働き方があるという話になった。精神症状を持っているために働けない人が自分らしく生きていけるような社会の支援が必要だという話も出た。

話をしながら、私は、以前にある地方で自殺対策活動をしていたときに聞いた話を思い出した。社会的に成功した男性の話だ。自分が手がけた仕事が当たって、その人は一代で自分の会社を大きくした。金銭的な余裕もできた。高齢だったこともあって、家族は、その人に引退を勧めた。ずいぶん頑張って疲れただろうから、これからはゆっくりすればよいと考えてのことだ。その勧めを受けてその人は隠居生活に入ったが、その後、重いうつ病になった。

その人は、何かを達成するという生き方、つまりドゥーイングな生き方をしていたのだろう。そうした人は、何もできなくなると精神的に弱くなる。ドゥーイングな生き方に価値が置かれがちな今の時代こそ、ただ存在していることに価値を置く、ビーイングな生き方が大切にされなくてはならない。

それぞれの存在を大切に

――「きみいろの会」の活動

仕事などで成果を上げるためには、ドゥーイング（行動すること）の姿勢は大事だ。しかし、成果にばかり目を奪われすぎると、それぞれの人が存在していることの意味が見失われかねない。そこに存在しているビーイング（存在すること）の姿勢を大切にしたいと私は考えている。

そう考えていた週末、私は北九州に「きみいろの会」という小さなグループのことを知った。北九州いのちの電話主催の自殺対策のシンポジウムに呼ばれたときのことだ。

そのプログラムの中に「きみいろの会」の方がお話になると書かれていた。

摂食障害の人の親の集まりだという。その人もまた、お嬢さんが摂食障害のために長く苦しんでいた。もちろん、そうした子どもを見ている親も辛い気持ちで毎日を過ごしていた。おそらく、自分の育て方が悪かったから子どもが病気になったのではないかと自分を責める毎日だったのだろう。

ただ、幸いなことにそのお嬢さんは摂食障害を乗り越えることができた。そのお嬢さんが母親に伝えた言葉が「きみいろ」つまり「君色」だった。母親は今の母親のままの色でよい、という意味だ。自分も自分の色を大事にしたいという意味でもあるのだろう。

それぞれがそれぞれの存在を大事にしようという素晴らしいメッセージだ。そのメッセージを使った会の名前もまたすてきだと思った。

住民同士が支え合い

――語らい、ともに笑って元気

地域や家庭での人間関係がこころの健康に好ましい影響を与え、うつ病などの発症を抑えることが、これまでの地域研究から明らかになっている。私が協力している宮城県女川町でも、地域づくりが住民のこころの健康作りに大きな役割を果たしている。

しかし、いまだに復興の途上にある被災地でこころの健康を高める活動を続けるには、保健師などの専門職だけでは人手が足りない。地域住民の協力が必要で、女川町では地域住民が「聴き上手ボランティア」として地域活動に参加して、互いに支え合う環境をつくっている。

私たちが協力を続けているのは、その方法として認知行動療法のスキルが役に立つからだ。講習会を開くと、予想以上に多くの住民が参加する。悩んでいる人たちの役に立ちたいと考えている人もいれば、1人でいると寂しいので来てみたという人もいる。各人がそれぞれの思いで参加して、そこで新しい人間的なつながりが生まれてくる。

そうした環境ができてくると、参加者がいろいろとアイデアを出すようになり、活動に広がりが出てくる。今はほとんど見かけなくなった地域特有の菓子を作って持ち寄る人がいたり、踊りを披露する人がいたりする。集会の参加者が一緒に歌えるようにハーモニカで伴奏する人もいれば、手品を習ってきて披露する人もいる。

話し合い、ともに笑うことで、皆が元気になっていく。

休息をとろう
——精神の不調、仕事に悪循環

精神的な変調は、客観的に評価する方法がないだけに、問題の程度を判断するのが難しい。「仕事が思うように進まない」といって相談に来た人がいる。以前と同じ仕事をしているはずなのに、はかどらずに残業時間が延び、帰りが遅くなっているのだという。

上司からは「長く仕事をしているから評価されるという時代ではなくなった」と言われている。そのことは頭ではわかっているが、時間をかけなければ与えられた仕事が終わらない。効率よく仕事をできなくなっている自分が情けないという。

以前に仕事が順調に進んでいたときもあったというのは、自分の思い過ごしではなかったかと思えてくる。どうすればよいかわからなくなって相談に来たという。

この会社員や上司が、効率が大事だと言っているのはもっともだ。しかし、効率を上げるために実施していることがうまくいかず、逆効果になっている。精神が不調だと、効率的に仕事をするだけのエネルギーがなくなってしまう。だから、いくら頑張っても仕事が進まず、こころのエネルギーを消耗し、ますますうまくいかなくなる。

こんなときは、思い切って仕事の量を減らしたり休んだりして、こころのエネルギーを回復させる必要がある。これは、家での仕事、家事でも同じだ。うまくいかなくなったら、無理をしないで立ち止まる勇気も必要だ。

第3章

秋

［10月〜12月］

楽しいことの積み重ねが自信に

秋は、自分の力を引き出せる季節だ。

夏の暑さから解放され、体力が戻ってくる。食欲の秋、スポーツの秋。いろいろな言い方があるが、食欲にしても運動にしても、食べたり動いたりすることで、体だけでなく、こころのエネルギーが引き出されてくる。

私たちのこころのエネルギー、意欲はただ待っていても出てくるものではない。やる気がしないからといって何もしないでいると、ますますやる気が無くなってくる。

私たちが何かをしようという気持ちになれるのは、何かをして良かったと思えたときだ。良かったと思えたから、またそれをしてみようという気持ちが生まれてくる。楽しかったと思ったから、またしてみようと思う。

脳科学的に言えば、良かった、楽しかったと思うことで、報酬系と呼ばれる脳神経のネットワークが刺激されて、脳内物質のドーパミンが放出されることで、その体験を繰り返したいという意欲が生まれる。だから、意欲を引き出すためには、ただ待っているだけでなく、良かった、楽しかったと思える行動をすることが大事なのだ。

そのためには、どのような行動でも良い。目を見張るような大きな行動でなく、些細な行動で良い。やりがいのあることや楽しいことを少しずつ積み重ねることで、私たちは前に向いて進めるようになる。そして、そのようにしていろいろな行動ができるようになると、それが自信になって、さらに先に進んで行けるようになる。

食欲の秋、スポーツの秋は、まさにそれができる季節だ。

自分への声かけ
――「エンジェル」言葉で楽しく

「エンジェルワールド～ノリ語集～」と「デビルノート～ノリません語集～」というタイトルの小冊子2冊をいただいた。

「エンジェルワールド」を開くと「ありがとう」「いいね」といった45の言葉が並んでいて、それぞれの言葉に「感謝されれば、ノリはよくなる」「ほめられれば、ノリはよくなる」と解説が加えられている。取り上げる言葉は「ノリ語集」という副題がついていることからもわかるように、相手の気持ちを軽くするような言葉ばかりだ。読んでいるだけで楽しくなる。

一方、「デビルノート」の方は「あんたね～」から始まり、「いいわけが多いのよ」「うざい」といった言葉が45個並ぶ。「名前を呼ばれなければ、ノリは悪くなる」「人格を否定されれば、ノリは悪くなる」と簡単な解説がある。つまり、相手を傷つけ落ち込ませるような言葉だ。読むだけで息苦しくなる。

この小冊子を作った会社は、新幹線の掃除を請け負い、7分という短い停車時間で車内をきれいにすることで知られている。その会社が、清掃という「おもてなし」のプロのために作ったのがこの小冊子だが、それはまた自分への声かけのヒントにもなっている。

私たちは自分に対して「エンジェルワールド」のような声かけをしているか、「デビルノート」のような声かけをしているかで、こころの健康状態はまったく違ってくる。

「脱洗脳」のススメ
——「ダメだ」は自分の力そぐ

前回、新幹線の清掃をしている会社が出している「エンジェルワールド～ノリ語集～」と「デビルノート～ノリません語集～」について紹介した。声のかけ方ひとつで、人間関係が変わってくる言葉を取り上げた小冊子だ。この冊子は、人間関係に目を向けて書いてある。声かけひとつで、人間関係が良くなることも、逆に悪くなることもあるからだ。

声かけの大切さは、こころの中で自分が自分にかけている声にもあてはまる。私たちは、無意識のうちに、自分で自分に声をかけている。精神的に前向きになっているときには自分を元気にさせるような声をかけているが、悩んでいるときには、気づかないうちに自分をメゲさせるような自己暗示をかけている。

失敗したとき、「いつもこうなんだ」と失敗し続けているようなイメージを自分に植え付ける言葉かけをしていることがよくある。そうすれば、失敗し続けているように思えて、気持ちが沈んでくる。「どうせうまくいかない」と考えれば、本来の力を発揮できなくなる。いつのまにか、自分で自分の力をそいでしまっているのだ。結局は失敗することになり、やはりダメだったと納得してしまう。

それは一種の洗脳のようなものだ。ときに私は落ち込んでいる患者さんに「脱洗脳しよう」と声をかけることがあるが、これは私たち誰にとっても大切な考え方だと思っている。

人との会話
——声の調子や雰囲気大事

自分では気がつかないが、私のしゃべり方には出身地の愛媛のなまりがかなり残っているようだ。イントネーションはもちろんだが、話す速度もゆっくりしているといわれる。東京に出てきて40年以上たつのに話し方は変わらないものだと考えると、ちょっとがっかりする。だが、人の相談にのるときには、そのゆっくり感が良い方向に作用することが多いように思う。

ゆっくりした話し方のおかげで、悩みを抱えている人が、じっくりと相談にのってもらえていると感じるようだ。実際にそのように患者さんから言われることもある。会話というのは言葉の内容だけでなく、声の音調や雰囲気などそれ以外の部分がずいぶん影響するのだということに気づく。

以前に米国で、ビジュアルクリフと呼ぶ装置を使った赤ん坊の実験を見学したことがある。机の上に、机よりも広いガラス板が張られていて、反対側にいる母親が声をかけると、赤ん坊がガラス板の上をはって母親に近づいていくが、机の端まで来ると、赤ん坊ははうのをやめる。

ガラス板は母親が立っているところまであり、先に進んでも落ちないのだが、机が途切れて崖（クリフ）のように見えるために、赤ん坊はそこではうのをやめて母親の方を見るのだ。

そのときに、母親が安心した雰囲気で優しく声をかけると、赤ん坊はガラスの上を伝わって母親のところまでやってくる。ところが、心配しているような声で話しかけると、赤ん坊はそれ以上進まなくなる。この実験からも声の音調のこころへの影響がわかる。

組織優先、今は昔？
――世代の変化受け止めよう

中高年の人たちが「こんなことぐらい、自分たちが若いころは当たり前だったのに」とこぼしているのを耳にすることは少なくない。こんなことの内容は様々だが、基本的には個人よりも組織を優先していたというものが多い。

ある学校で聞いた話だが、以前は教員同士が、かんかんがくがくと議論をしていてもある時間になると飲みに行こうという話になっていた。仕切り直しをして議論が続くが、雰囲気が変わったこともあって新しいアイデアが出てくることもある。なによりも、職場を離れてリラックスしたところで感じる一体感が、次の日からの職場の人間関係をスムーズにするという。

ところが、最近の若い教員は、時間外に上司と一緒に飲みに行くことを好まない。話し合うことがあるなら、学校にいるときにきちんとしてほしいと言う。仕事が終わってまで、仕事の人間関係を引きずりたくないというのだ。

こうした感覚は企業でも珍しい話ではないようで、先日もある若い会社員から、昼の時間に職場で連れ立って食事に行くのが苦痛だという話を聞いた。せめて昼の時間くらい、自分一人で気兼ねなく過ごしたいというのだ。

どちらが悪いという話ではなく、世代の変化が起きているにすぎない。そこで過去の話をしても、お互いの距離が広がるだけだ。感覚的に受け入れにくくても、意識的に相手の立場を認めていく積極性が必要になる。

気持ち軽くする方法
――「でも」のあと良いことを

「でも」という言葉は大きな力を持っているので、使うときには注意したほうがよい。相手の人が話しているとき自分の考えと違うと、つい「でも」と言ってしまうが、相手の考えを否定することになる。私自身も日常の会話の中で使ってしまって後悔することがある。「でも」と言いそうになったときには、ちょっと立ち止まった方がよい。相手の人がどのような気持ちで、何を伝えたいのか、少しだけ考えてみると会話がスムーズに進む。

私たちは、人が話をしているとき、瞬間的にその人の気持ちを感じ取り、言いたいことを読み取って反応している。そのときのその人の気持ちを読み取ることで自然に共感ができるようになる。逆にそれがうまくいかなくなると、人間関係がギクシャクしてくる。こうした会話はほとんど意識されないで進んでいくし、通常はそれでよい。だが時には自分の対応を意識するようにした方がよい。

「でも」も上手に使えば役に立つことがある。後に良いことをいうときだ。こころを元気にする手立てにもつながる。辛い気持ちになっているときには、こころの中で自分に「でも」と言ってダメ出しをしていることが多いからだ。

辛いときには、これはできたが、「でも」あちらはまだできていないといった具合に、「でも」の前に良いことを考え、後ろに良くないことを考えている。辛くなったときには、自分の考えを振り返り「でも」の前後を逆にする。良くないことを前に、良いことを後ろに移すようにすると、こころが軽くなることが多いので試してみて欲しい。

コミュニケーション
――相手の考える力を信じる

コミュニケーションをスムーズに進めるには人の話に耳を傾けることが大事だ。それは相手の考える力を信じることでもある。自分の考えを相手に伝えるときにも大切なこころの態度だ。

私が専門とする認知療法に、「ソクラテス的問答」という言葉がある。哲学者であるソクラテスは、弟子に自分の思想を伝えるときに、一方的に教え込むようなことはせず、質問をしていったという。弟子が質問について考え、答えていくうちに大事なことに気づいていく。そのプロセスを大事にしたというのだ。

認知療法というのは精神療法（カウンセリング）の一種で、ものの受け取り方や考え方のバランスを取り、ストレスに対処できるようにする。

落ち込んでいるときには自分のことを責めがちになる。そのように一方的に自分を責めている人を見ると、まわりにいる人はついその考えを打ち消したくなる。

そこまで否定的に考えなくても、よいところはいくらでもあるといいたくなるのだ。しかし、悩んでいる人にとってはダメな自分が本当の自分なのだ。そうしたときに、そんなに否定的に考えなくてもいいといわれると、自分の考えが否定されたように感じてしまう。相手の意見を聞こうという気持ちにはなれない。

悩んでいる人の考える力を信じて、その人が気づけるように話をしていく。そうした辛抱強さがコミュニケーションでは大切だ。

会話の基本
——安心できる人間関係

会話の中で話されない話題に大きな問題が隠れていることがある。それを、初めて外来を受診した患者さんの話を聞くときの心構えとして、先輩医師から教わったのは、精神科医になって間もないころだった。

この助言を思い出して、人の話を理解するためのこころの持ち方としてはもちろんのこと、会話の基本は安心できる人間関係にあるという大事な指摘でもあったと、あらためて思った。

初めて外来を受診した患者さんにとって、医師や病院のスタッフはまだ安心できる相手ではない。「こんなことで相談に来たのかとあきれられるのではないか」「つまらないことで悩んでいるとばかにされるのではないか」など、いろいろな考えが浮かんで、不安になっている。こころの奥にそっとしまってきた大事な話は口にしづらい。

そのように不安を感じている人に、きちんと話すようにと強く迫ったところで話せるものではない。強く言われれば言われるほど、逆に責められているように感じてこころを閉ざしてしまうことになりかねない。

まずは安心して話ができる関係をつくっていかなくてはならない。言いにくいことを言っても安心して受け止めてもらえる信頼感。しかられたりばかにされたりせず、耳を傾けてもらえるという安心感。お互いにそのように感じられる関係があって、ようやく自由に話せるようになる。

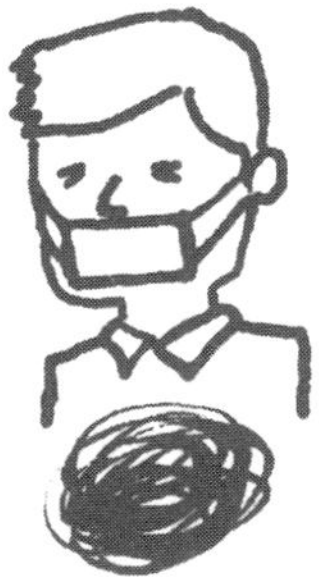

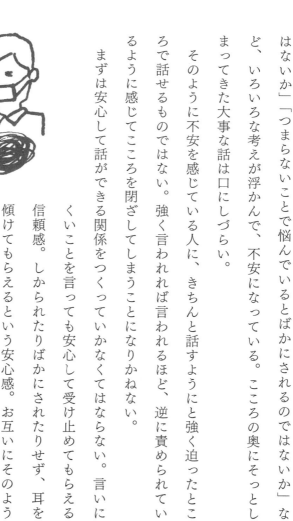

場面を想像してみる
――不自然なら尋ねてみよう

会話の中で話されない内容が大事――。その大事なことが会話の中に表れていないことに気づく方法として、こころのイメージを使うとよいと教わったことがある。

これもまた診療場面での話だが、患者さんの話に耳を傾けながら、その話の場面をこころの中で想像する。生き生きと目の前に浮かぶようであれば、患者さんが自由に話せていると考えてよい。しかし、その場面にどこか不自然さが感じられるようだと、話しきれない何かが隠れている可能性があるというのだ。

そうはいっても、生き生きと想像できるかどうかを判断するのは簡単なことではない。どこか変だと思っても、自分の集中力や理解力が足りないせいではないかと考えて、そのままにしてしまうことが少なくない。漠然と不自然さを感じ取った結果、何か隠そうとしているのではないかと考えて、相手に不信感を持つようになることもある。

不自然さを会話自体の問題と考えないで、自分や相手、つまり人の問題と考えてしまうのだ。しかし、それでは、自分と相手のどちらか、もしくは双方を責めることになる。その結果、気持ちを通い合わせ、お互いの考えを理解するという、会話本来の目的を見失ってしまうことになりかねない。

そうならないためには、不自然だと感じたとき、実際はどうなのかをきちんと静かに尋ねてみるのがよいだろう。

相手の話に耳を傾ける

――解決策を一緒に考えよう

コミュニケーションをスムーズに進めるには、相手の話に耳を傾けることが大事だ。

専門的には傾聴という言葉が使われるが、相手がどのような気持ちでいて、何を言いたいのか考えながら話を聴くようにすることが、何にもまして重要になる。

とくに、親、上司、教師など、立場が上の人は、一方的に相手の気持ちを推しはかったり、自分の考えを話したりしがちになる。頭の回転が速いと、自分なりに考えてしまいやすい。相手の問題点や改善点がよく見えてしまうだけに、つい意見をしたくなるからだ。

しかし、それは自分だけの判断であって、当たっているかどうかはわからない。思い違いということだってあるだろう。かりに当たっていたとしても、相手は、突然自分の考えとは違う話をされると戸惑ってしまう。自分の気持ちが否定されたように感じることだってあるだろう。

それではお互いのこころの距離が広がってしまい、気持ちを通じ合わせたコミュニケーションができなくなる。まず相手の話にゆっくりと耳を傾けること、そしてその人の気持ちや困っている問題についての自分の推測を言葉で確認しながら、解決策を一緒に考えていくようにする。

お互いの気持ちがうまくかみ合わないときには、こうしたプロセスを少し意識して話をしてみるとよいだろう。

あきらめずに提案続ける
――悩む若者を支援

以前、孤立している人に向けた相談案内情報を載せたポケットティッシュを置くという新宿区の活動に、協力するファストフード店が出てきたことを紹介した。しばらく前には考えられなかったことだ。

実は、こうした提案は2011年5月にも書いたことがある。その頃は「ぼっち席」という言い方があるのは知らなかったが、孤立している人もファストフード店やコンビニエンスストアには出かけるという話を聞いたのがきっかけだった。

ひとりで自分を追い詰める前に、どこかに相談できるといいのではないかと考えて連載の中で提案してみた。それを受けて、ある自治体の担当者がいくつかの企業に相談したが、理解してもらえなかったと聞いた。断られた理由はわからないが、担当者は、今回もまた断られるのを覚悟で話を持ちかけたところ、思いがけず受け入れてもらえたという。あきらめないで取り組んでいると、どこかで良い結果につながるものだ。

もう一度頼んでみようという話は、若者の就労を支援している「しんじゅく若者サポートステーション」、悩みを抱えた若者の支援活動を始めた「ユースリンク」、電話で子供の悩み相談に乗っている「チャイルドライン支援センター」などとの議論の中で出てきた。こうした団体はまだあまり知られていないが、あきらめないで活動を続けることが大事なのだと、今回のことからも考えた。

大事な場面でも力まないで
——限界知って無理せず

出身地の愛媛県西予市で講演をした。西予市は、いわゆる平成の大合併でできた新しい市で、海から海抜1700メートルの高知県の県境まで、多くの自然に恵まれたところだ。私が生まれ育ったところは山の奥深くで、今は過疎化が進んで限界集落に近くなっているという。

私にとっては、西予市での初めての講演会で、当日は500人を超す市民に会場へ足を運んでいただいた。開場前はどのくらいの人が集まるか不安だったが、多くの人が集まっていると聞いて、うれしい気持ちになりながら、急に緊張感が高まってきた。

聴衆の中には、私の知り合いもいる。知り合いでなくても、西予市の出身ということで、聴衆は私の話に期待をしているだろう。その人たちの前で、みっともない話をするわけにはいかない。いつも以上に肩に力が入った。どのような年代の人が参加しているかなど、会場の様子を主催者に聞きながら、講演で使うスライドを変えたりしていた。しかし、このようにいろいろと考えていても、講演が始まると、聴衆の反応を見ながら話の内容を決めていくしかない。結局はいつものような話になった。

講演に限ったことではないが、私たちは期待されていると思うとつい頑張りすぎて疲れてしまうことがある。こうしたときに、自分にできることには限界があるということを思い出して無理をしないようにすることも大切だ。

手のぬくもりでポジティブに
――マイナス思考の暴走防ぐ

日本ポジティブサイコロジー医学会で、ジェームス・コーン米バージニア大学准教授の話に興味を引かれた。親しい人と手を握るとポジティブな感情が高まるのを研究で実証したという。

例えば、激しい交通事故の現場などの悲惨な場面の画像を見た後、そばにいる人と手を握ってもらう。すると、一人でいるときや、知らない人と手を握ってもらったときよりも、親しい人に手を握ってもらった方がポジティブ感情は高まる。恋人同士でも、けんかしているときより、仲直りした後の方がポジティブになる。スキンシップがこころの健康にとても大切な役割を果たしていることがわかる。

その際の脳の働きを画像で調べると、親しい人や好きな人に手を握ってもらったときは、考える脳の動きが抑えられていたという。私たちは辛いことや嫌なことがあると、あれこれよくないことを考える。それは自分を守る手立てを考えるために役に立つ。

よくないことをいろいろと予想すると、それが起きたときの対応策を考えることができる。想定外の出来事をできるだけ少なくしようとする心の動きだ。だが、よくないことばかり考えていると、落ち込んだり不安になったりする。「下手の考え休むに似たり」どころか、せっかくの心の力がマイナスに作用する。

そうしたときに、親しい人の手のぬくもりがマイナス思考の暴走を防ぐという話を聞いて心が温かくなった。

ＩＴ活用の可能性
——視覚障害者の仕事広げる

前回紹介したジェームス・コーン米バージニア大学准教授の学会講演は、まず収録しておいた映像が流れ、その後、ビデオ会議システムを使い討論した。米国に滞在したままのコーン氏の講演を聞き、話し合うことができた。海外とのやりとりが想像以上にスムーズにいくのは驚きだった。

技術の発展によって、講演や会議にとどまらず、私たちの生活の可能性は広がっている。学会会場では、ある医師がＩＴ（情報技術）を活用して、視覚に障害がある人を支援するユニークな活動をしていることを知った。

この医師の話を聞いてなるほどと思ったのは、視力が弱い人でも、タブレット（多機能携帯端末）を使えば、自由に情報を集めたり人と交流したりできるということだ。タブレットは文字の大きさを自在に変えられるからだ。

また、視力をなくした人でも、電話を使って連絡したり交渉したりする仕事なら、何の支障もなくこなせる。英語が堪能な場合は、海外との交渉も担当できる。

こうした人たちは、視覚に障害があるだけに言葉に繊細で、目が見える人たちよりも良い仕事ができる場合が少なくないという。電話で仕事をしていた相手が、その人と会って初めて視覚障害を持っていると知り、驚くこともあると聞いた。

電話やＩＴを活用して私たちが本来持っている力を生かす可能性が広がれば、こころは元気になってくる。

都市と郊外に居住
——自宅で仕事、ストレス軽減

こころの健康には、個人のこころの持ち方だけでなく、生活環境も大切な役割を果たす。私は東京に住んで電車で通勤しているが、最近、殺伐とした雰囲気を感じることが多い。

例えば、朝夕のラッシュの時間帯に、ささいなことで感情的になりぶつかり合っている人が目につく。混雑した環境でストレスを感じるのは人に限ったことではない。ラットなどの小動物を使ったストレス研究では、意図的に混雑状況を作り出して行動パターンや生体反応などを調べる。

そんなことを考えていたとき、日本ストレス学会の講演で「二地域居住」

という考え方を聞いて、都市部のこころの健康環境を改善するひとつの方法になると思った。不勉強で恥ずかしいが、私はこの言葉をはじめて耳にした。大都市で働いている人が、勤務先の近くを仮住まいにして、遠く離れた郊外の田園地域に自宅を持つという生活様式だ。前回、ＩＴ（情報技術）の発展が障害を持った人の仕事の範囲を広げることを紹介したが、二地域居住も同様だ。

ＩＴを使ったテレワークが実現できれば、職場にいつもいなくても仕事ができる。自宅で仕事をする時間が多くなると、家族間の交流が増えるし、地域活動にも参加できるようになる。

そうすれば、地域が活性化し、それがこころの健康にも役立つ。一石二鳥の試みで、これこそ地域創生だと思いながらその講演を聞いた。

介護分野のロボット活用
――会話で腹が立たない

ロボットが介護の現場で活躍しているというニュースに接する機会が増えている。「主要国（G8）認知症サミット」の後継として、日本政府が2014年11月に開いたイベントの会場でも、何種類かの介護用ロボットが展示され、多くの人が集まっていた。

その展示室でロボットの開発者に話を聞くと、まだ発展途上で、いろいろと改善の余地があるという。私は人工知能を使ったカウンセリングに関心がある。対話機能について尋ねてみたところ、現時点では、カウンセリングとして使えるような複雑な応答はまだ難しいということだった。

ただ、人が示す反応はロボットに対するときと、人に対するときと違いがあるとの話は、興味深かった。同じ言葉でも、ロボットが発したときと人が発言したときとでは、それを聞いている側の反応が違うケースがあるという。

人から直接言われたら腹が立つようなことでも、ロボットに言われると、あまり気にならないことがあるというのだ。その心理はわからないでもない。

人に対しては、とくによく知っている人の場合だと、そんなことを言われるとこちらがいやな気持ちになることぐらいわかってほしいという気持ちが出てきやすい。それに対し、ロボットだと、まあわからなくても仕方ないかという気持ちになるのだろう。

ロボットとの会話が人同士の会話の機微を教えてくれているようで興味深かった。

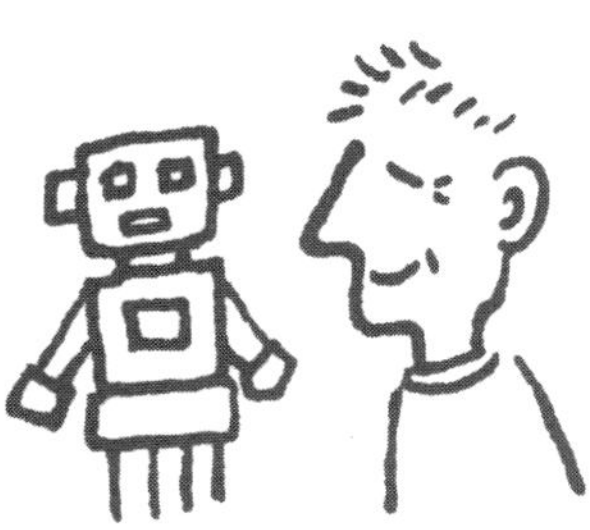

情けは人のためならず
――科学で解き明かす

「日本ポジティブサイコロジー医学会」の第1回学術集会が、東日本大震災の被災地でもある福島県郡山市で開かれた（2012年11月）。私のような医療者は、どうしても病気というネガティブな面から、こころや体の健康を考える傾向がある。だから講演会でも、うつ病などこころの不健康がテーマになる。

それはそれで大切だが、ポジティブな側面から私たちが本来持っていることころや体の力について科学的に研究し、活用する方法を考えることも重要だ。そんな趣旨で設立したのがこの学会だ。

同市の「あさかホスピタル」の病院を挙げた支援もあり、学会には多くの専門家や市民が集まった。海外からはポジティブ心理学の世界的権威のリチャード・ライアン博士が参加。こころの健康には、(1) 自主的に考え行動する自律性 (2) 自分にはできるという自信 (3) 他の人とのふれあい (関係性) ――という3つが大きな役割を果たしていることを、科学的データを示しながら講演した。

博士は、3つの中でも関係性が一番大切で、特に人のために何かをする体験がこころの健康に良い影響を与えると話していた。もちろんその行動は、自分の役に立つという打算的なものではなく、こころから相手のことを思ったものでなくてはならない。

情けは人のためならずということわざが、こころの健康にもあてはまることが科学的にも示されつつある。

「ツレがうつになりまして。」

――「あ・と・で」の大切さ

細川貂々さんがうつ病になったツレさんとの体験を描いた漫画を映画化した「ツレがうつになりまして。」の試写会を見る機会があった。一緒に『ツレと貂々、うつの先生に会いに行く』（朝日新聞出版）を作った縁で呼んでいただいたのだ。夫がうつ病になるという重いテーマだが、原作のぬくもりが丁寧に描かれていて、見終わった後はこころが温かくなっていた。私の隣に座った女性は途中からずっとグスグス鼻を鳴らしていたが、２人の関係にこころを打たれたのだろう。

決してすべてがスムーズにいったわけではない。すれ違ったりぶつかったりしながら、しかし携えた手を離さないでしっかりと進んでいった、その辛抱強さとつながりが回復の大きな力になったというのがよく感じ取れた。うつ病に対処するコツとしてツレさんが紹介していた「あ・と・で」というキーワードは体験から出た重みがある。「あ」は焦らない、焦らさない。「と」は特別扱いしない。「で」は、できることと、できないことをはっきりさせる。

私たちは、うつ病の時だけではなく、落ち込んでくると焦ってしまう。まわりもつい励まして、お互いにつらくなる。病気だと思って特別扱いをしてはれ物に触るような対応をしてしまうと、うつの人は、そのようにまわりに負担をかけたことで自分を責める。当然できないことまで自分の責任だと考えて、何とかしなくてはと頑張ってしまう。どれも大切なポイントだ。

うつ病とは…難しい答え
——比喩が誤解を生むことも

うつ病というのがどのようなものか質問されることは多いが、一言で答えるのはなかなか難しい。研究が進められてはいるが、病気の本体はまだ十分には解明されていない。それもあって、医者は患者さんに比喩を使いながら説明することが多い。その方がイメージしやすいからだ。

それには「ガソリンが少なくなっている」とか「電池が減って切れそうになっている」とかいったものがある。そうした表現には、それだけエネルギーが減っているから無理をせずに休んだ方がよい、という意味も込められている。

たしかにわかりやすいが、比喩は時として誤解を生む。ある患者さんは、このような説明を受けて焦ったという。ガソリンが少なくなっていたり電池が減ってきたりしているとすれば、何かすればするほど減っていって、取り返しのつかない状態になるのではないかと考えたのだ。そのためにじっと横になって、声をひそめて話すようになった。とにかくエネルギーを使うのを少なくしようと考えた。

しかし、横になっていると良くない考えが浮かぶし、それだけでエネルギーが減っているようで不安でしようがない。いてもたってもいられなくなったという。その人には、電池は電池でも車のバッテリーのようなもので、動くことで充電できるから心配ないと説明して、安心してもらった。比喩のわかりやすさと難しさは、日常の生活でも体験することだ。

集まりを楽しむ方法
——行動すれば違う景色が

年末は忘年会など、多くの集まりが開かれる。私もいろいろな会合に呼ばれる。じつをいうと私は、知らない人が多い集まりは不得手だ。

あまり信じてもらえないが私はかなりの人見知りだ。知らない人がたくさん集まったところに出かけることになると、大勢のなかで一人ぽつんと立っているイメージが頭に浮かんできて、身がすくむ思いがする。しかし最終的には、せっかく声をかけてもらったのだからと考えて、思い切って出席することにする。

途中の足取りは重く、会合が始まってもしばらくは落ち着かない。しかし、不思議なことに、そうした会合には話し好きな人が必ずいる。だいたいが話し上手で、まわりに人が集まる。その中に混じって話を聞いているうちに、少し気持ちがほぐれてくる。思い切って口を開くと、意外にまわりの人が耳を傾けてくれる。それがうれしくて、自分の話に身が入ってくる。いつの間にか、楽しい時間が過ぎていく。

冷静になって考えてみると、多くの人の中に話し好きな人がいるのは不思議なことではない。自分の話に耳を傾けてくれる人がいるのも意外ではないだろう。

しかし私たちは、苦手だと思うと、どうせうまくいかないだろうと決めつけたり、あきらめたりしてしまいがちだ。それでは、せっかくのよい機会が生かせない。思い切って行動すると、違う景色が見えてくることは多い。

クリスマスの思い出
――見守っているサンタ

クリスマスがくるたびに、子どものころにサンタクロースのプレゼントを楽しみにしていたことを思い出す。

夜中にふと目覚めて、枕元に置いてあった本を手にとってよんだときのことだ。『なぜだろう、なぜかしら』という本だったと思うが、寝ぼけ目だったので、タイトルをきちんと読めなくて、不思議なタイトルの本があるものだと考えたことを今でもよく覚えている。

サンタクロースは不思議な存在だった。良い子にしているとプレゼントをもらえるというが、いったいどこから見ているのかはわからない。見守ってもらえているという安心感と同時に、見張られているという緊張感があった。

それはまさに親の存在そのものだが、親とは違って、情緒的な葛藤から自由な存在だというところに意味があったのかもしれない。親とは、いろいろなことで感情的にぶつかる。しかし、そのときにもどこか遠くから見守っている存在がある。その安心感が、一時的な親との感情的衝突をやわらげ、調整する役割があったのではないか。その意味では、子どもにとって、こころの安全弁になっている。

少し大きくなってからは、サンタクロースは親ではないかと疑うようになり、眠い目をこすりながら必死で起きていた。しかし、いつの間にか力が尽きて眠りに入ってしまうという時期がやってきた。それが、最初の自立の時期だったように思う。

第4章 冬

［1月～3月］

「古い」自分を生かし、「新しい」自分を作る

冬は、自分を取り戻せる季節だ。

高校生のころだったと思うが、私は、「去年、今年、貫く棒の如きもの」という高浜虚子の俳句に強い衝撃を受けた。そのときどのようなことを考えたかまったく記憶にないが、とにかくそのインパクトは大きかった。それから毎年、新年を迎え、年が変わる時期になると、この俳句が頭に浮かんでくる。

新年を迎えて年が変わると、自分もまた新しく生まれ変われる感覚になる。こころの健康にとって、このようにそれまでの自分がリセットされて新しい自分になれるという感覚はとても大事だ。

生きていくなか、私たちは誰でも仕事や学業で失敗をする。職場や家庭、地域での人間関係で悩むことも少なくない。ときにはこのまま良くない状況が続くのではないかと絶望的になることもある。そうした気持ちになっているときに、新しい年を迎えて、もう一度新しい自分になり、新しい気持ちで生きていこうと思えるようになる機会があることはとても大事だ。

しかし、その一方で、それまでの自分を大切にすることもまた大事だ。仕事や学業で失敗をしたり人間関係で悩んだりする自分もまた大切な自分なのだ。そうした体験があるからこそ、次のステップを考えることができる。「古い」自分を生かすことで、「新しい」自分を作り出していくことができる。一般的な解釈は別として、私自身は、それが「貫く棒の如きもの」で、その発想に衝撃を受けたのではないかと考えている。

年賀状を前に思う
――人間的な心のつながりを再確認

今年もまた、元旦に間に合うように年賀状を仕上げることができなかった。早めに取りかかろうとは思っているのだが、時間がとれなくて年末がきてしまった。思ったようにことが進まないと、年賀状を出すこと自体に果たして意味があるのかと八つ当たり気味に考えたりもする。

しかし、いざ元日の朝に目が覚めると、年賀状が届くのが待ち遠しく感じられる。自分は出すのが遅れて勝手な気もするが、届いた年賀状を前にすると、わくわくした気持ちになる。一枚一枚に目を通しながら、相手のことを思い出す。いつも会っている人、何年も会ったことのない人、一度だけしか会ったことのない人、いろいろな人がいる。先輩であったり、友達であったり、患者さんであったり、相手の人との関係も様々だ。

共通しているのは、その人の心の中に私の記憶が残っていて、私の心の中にもその人の思い出が残っているということだ。年賀状は、そうした人間的なつながりが自分のまわりにあったこと、そして今もそれが続いていることをあらためて思い出させてくれる。年賀状を前に、自分がこれまで、これだけの人に囲まれて生活してきたのだと考えると、心が温まる。

一方で、こうした年一度の交流があと何回続くのだろうかと考えると、ちょっと寂しい気持ちになったりもする。こう考えるようになったのは、年を取ってきたということなのかもしれない。

だからこそ、その関係を大事にしなくてはならないと思う。ちょっと気が早いが、今年の終わりには早めに年賀状に取りかかろうと考えた。

日記に映る心の状態
——現実振り返る契機に

年が改まって、日記をつけだした人がいるかもしれない。私も思春期の頃は、正月になると日記をつけようと考えて、毎年、いろいろなタイプの日記帳を買い込んだものだ。もっとも、三日坊主の私のことだから、しばらくたつと書くのをやめてしまっていたので後悔している。

日記には、毎日の生活を振り返ったり、自分の記録を残したりする役割があるが、研究としてはナン・スタディがよく知られている。ナンというのは尼僧のことだ。修道院で生活している尼僧が書いた日記の内容を長年にわたって調べた研究で、プラスの内容が多い日記を書いた尼僧は、そうではない尼僧に比べると病気にかかる割合が低く、長生きをしていたという結果が得られている。

病気になるかどうかに、生活習慣が影響することはよく知られている。暴飲暴食、喫煙、飲酒などの不摂生をすると、当然病気になる可能性は高くなる。

しかし、修道院の生活は皆同じだ。集団で生活しているから、起床時間も就寝時間も、食べるものも、おそらくは活動量も、そんなに違いはない。だとすると、生活習慣が病気や寿命に影響を与えている可能性は低い。おそらくは、現実をどのように見ているか、それぞれの人の心の状態が体の状態に影響を与えたのだろう。

そのような研究を思い出しながら日記をつけてみても良いだろう。

悲観思考の悪循環
——将来を決めつけずに

成人の日、私は、研修会のために地方都市のホテルにいた。朝、ロビーに降りていくと、振り袖を着た若い女性が座っているのが目に入った。おそらく友だちと待ち合わせをしていたのだろう。

街に出て改めてまわりを見渡すと、振り袖姿の女性やスーツ姿の男性が目に入ってきた。とても良い表情をしている人ばかりで、これからの人生に希望を持っているのが感じられた。

しかし、実際には、そのように将来に向けて希望を持てる若者ばかりではないはずだ。私は、なかなか大学入試に合格できず、成人式どころではなかった。目の前に迫った入学試験がどうなるか不安だった。大学に入学できないままではないかと考えて悲観的になってもいた。

悲観的に考えると、気持ちばかり焦って勉強に集中できなくなる。こころが萎縮して、本来持っている力を出せなくなってしまう。これは、自分で実現する予測と呼ばれる。悲観的に考え、その予測が当たるような行動をしてしまい、現実のものにしてしまうことだ。

これから先に何が起きるかは誰にもわからない。もちろん良くないことが起きる可能性がないとは言えないが、同じように良いことが起きる可能性だってある。

決めつけないで、いま自分にできることを確実にしていれば、予想外に良いことが起きる。

受験の思い出

――「できた」に落とし穴

正月が明けるといつも思い出すのが大学受験のときの体験だ。私は大学になかなか合格できず、最終的に3年浪人することになった。最初に受験したのは新潟大学。脳科学に興味があった私は、脳研究所が有名だった同大を受験したのだ。今でもはっきりと思い出すが、私は合格発表を新潟まで見に行った。

出身地の愛媛県から電車を乗り継いで新潟まで出かけたのだ。それだけのことをしたのは、絶対合格していると考えていたからだ。雪が降り積もる中、校庭に立っている合格者を掲載した掲示板に目を向けた私は、動けなくなった。自分の受験番号が載っていないのだ。掲示板と受験票を何度も見比べたが、私の番号を見つけられなかった。

後になって考えたのだが、できたと思ったときには意外と失敗していることが多い。「できた」と思っているときには、「できなかった」部分が見えていない。そのためにうまくいかない部分の手当てができなくなって、全体的には結果が悪くなる。

もちろん、「できなかった」と考えすぎると、萎縮してしまい思うように力が発揮できなくなる。「できた」と思いすぎるのも「できなかった」と思いすぎるのも、考えに縛られている点では同じだ。

今年大学を目指す受験生の人たちには、どこができて、どこがうまくいっていないのか、できるだけ冷静に現実を見ながら、実力を発揮してほしいと考えている。

自分の弱さにも目を
——直視する勇気が力に

前回は私が受験に失敗し続けたときの体験を紹介しながら、よくできたと思ったときには意外と成績が悪いものだと書いた。とてもうまくいったと考えているときには、自分のマイナスの面を見落としていることが多いからだ。

以前、心理学の立場から大学の剣道部を指導している人の話を聞いたことがある。その人は部員に、自分が強いと思いすぎるなと指導していると言っていた。

もちろん、自分には力がないと考えると、自信がなくなり、持っている力を十分発揮することができなくなる。自分の力をきちんと評価することは大事だし、少しくらいは過大評価するくらいの方が良いだろう。しかし、あまり買いかぶりすぎると、思いがけない失敗をすることになりかねない。

私たちは何でもできるスーパーマンやスーパーウーマンではない。苦手な面、弱い面も当然持っている。そうした自分の弱さが目に入っていないと、むやみに突進して手痛い反撃にあうことになる。

自分の強い面と弱さ、そして相手の強さと弱さを冷静に判断し、自分の弱い面を隠しながら、上手に強さを押し出していく。相手の強さを封じながら、弱い部分を攻撃する。そうすることで最大限に自分の力を出せるようになる。

自分の弱い部分に目を向けるのは勇気がいる。そうした勇気を持つ強さを育てることができれば、自分の力を生かせるようになってくる。

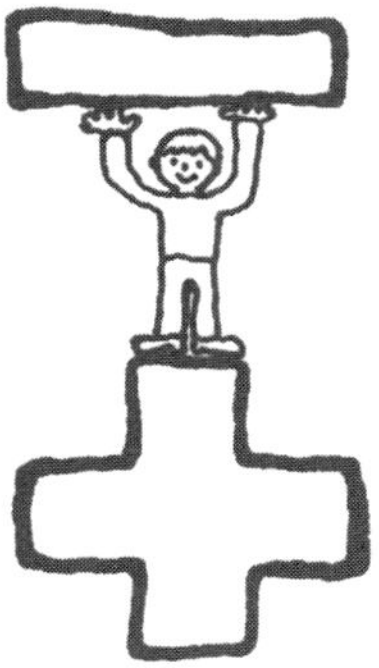

失敗にめげないで

——何事も貴重な体験と思って

大学入試センター試験が終わった。予想通りの力が出せた人もいれば、予想以上の力を出せた人もいるだろう。

一方で、思ったほど力を出し切れなかった人もいるだろう。思うようにいかなかったときの脱力感はよくわかる。私も思うようにいかなかった一人だ。何度も試験に落ちるたびに、この世の終わりのように感じた。しかし、あきらめないで続けたおかげで無事に大学に入ることができた。

それはそれで良かったが、予備校に通うことができたのも貴重な体験だった。当時も東京では高校生が予備校に通っていたが、私のような田舎の出身だと、高校時代に予備校に通うということはなかった。

予備校の何が良かったかというと、高校の時とはまた違ったスタイルの授業を受けることができたことだ。物理の講師が、物理で言われていることは真実だからではなく、そのような説明をするときれいだからだと言ったのは驚きだった。

世の中はわかっていないことだらけで、真実を追求していく物理の面白さを、そのように表現したのだろう。そうした文学的な表現をしながら、大学入試の問題はいくつかの解答のパターンを覚えてそれを当てはめていけば良いのだと、非常に現実的な考え方を教える。そのギャップが楽しかった。もう50年近くたつが、今でも思い出せるような話をしてもらえたことをありがたいと思っている。

心の傷、尾を引いたら

――周囲は見守り支える姿勢を

私は試験が苦手で、失敗ばかりしてきた。それもあり、つい最近まで、試験で失敗する悪夢を見ることがあった。ふと気がつくと明日に試験が迫っている。ところが、何の準備もしていない。そのときまで、試験があることさえ知らなかった。このままでは合格できないと考えて、いても立ってもいられない焦りがわき起こってくる。

不思議なことに、そのときに感じている何とも言い表しようのない息苦しさは、過去に体験した苦痛よりもはるかに強いものなのだ。そして目が覚めて、それが夢だとわかってホッとする。

このような夢を見るのは、繰り返し試験に失敗した体験が私のトラウマになっているからだろう。しかし、冷静に考えると、失敗したのはたかが試験だ。中学や高校の試験や大学入試が思うようにいかなかったというだけの体験でしかない。最終的に大学に入学でき、医師にもなれた。

試験に失敗したことがあるというだけの体験が、私の場合、これほどまでに尾を引いている。昨年の東日本大震災の体験もそうだが、私の体験とはくらべものにならないほどつらい体験をした人は多いはずだ。そのつらい思いが長く続いても不思議ではない。

大切な人、大切なものを失ったつらさは、時間がたっても簡単には消えない。その気持ちに配慮しながら見守り支えていくことが、まわりにいる人に求められている。

インフルエンザにかかったら
――ストレスへの対処も忘れずに

インフルエンザが猛威をふるっている。友人の開業医の話では、前期高齢者（65～74歳）に入る私の年齢くらいになると、インフルエンザにかかる人は少なくなるという。過去にインフルエンザにかかって免疫ができているからではないか、とのことだった。

じつは、私はインフルエンザにかかった記憶がない。そのことを友人に言ったら驚かれてしまった。大半の高齢者はかかった経験があるはずだというのだ。私は、風邪を引くこともほとんどない。

それだけ頑丈に体ができているのかもしれないが、口の悪い友人には「精神的ストレスがないからだろう」と言われる。はたしてそうなのか、自分自身のことはわからないが、これまでの研究から、ストレスがたまってくると風邪を引きやすくなることはわかっている。

20年以上前になるが、400人あまりに協力してもらい、その人たちが感じているストレスの強さを調べた後、鼻の粘膜に風邪のウイルスをつける実験がなされた。同じ濃度の風邪のウイルスにさらされたときの風邪のかかりやすさを調べるのが目的だった。その結果、ストレスを強く感じている人ほど風邪にかかりやすいことが判明した。

その後の研究で、精神的ストレスを強く感じている人では免疫の働きが落ちていることもわかってきた。インフルエンザ対策でも、手洗いとうがいに加え、ストレスへの対処も忘れないようにしよう。

休まざるを得ないとき
――現実を受け入れよう

前回も書いたが、インフルエンザの猛威は続いている。私のまわりでも、インフルエンザにかかって休む人がたくさんいる。休まなくてはならなくなったときの反応を見ていて、人それぞれだと興味深かった。

ある人は、インフルエンザなので大手をふって休めたのでよかったと話した。それまで仕事が忙しく、疲れがたまっても休むに休めなかった。だが、インフルエンザにかかったことがわかり、会社の指示で休まなくてはならなくなった。

だから、他の人に気兼ねせずにゆっくり休むことができ、体もこころも軽くなったと喜んでいた。いつもならとれない自分の時間ができて、自分を取り戻す機会になったと言っていた。

一方、別の知人は休まざるを得なくなったことで、つらい思いをしたという。皆が忙しくしているときにインフルエンザにかかってしまったと、自己管理ができていない自分を責める考えが浮かんできた。申し訳ない気持ちになり、つらくなったのだという。

ただ、現実を変えることはできない。その知人もそれを受け入れて、ゆっくり休もうと考え直したという。

インフルエンザにかかるという中立的な事実でも、考え方によって感じ方が異なるという例だが、2人とも現実に目を向けて、うまく対応していた。それぞれ受け取り方が違っても、上手に対処できれば、こころは元気になる。

天気より当たらぬ人生予報
――ほどほどな楽観性失わず

自分のうつ病体験を『やまない雨はない』（文藝春秋）という著作にまとめた倉嶋厚さんがよく講演で話す言葉に、「天気予報はなかなか当たらない。しかし、人生予報はもっと当たらない」というものがある。天気予報の第一人者だった倉嶋さんが話すのだから、天気予報を当てるのはさぞ大変なのだろう。それに人生予報は天気予報以上に当たらないというのも、まさに真実だ。

以前にも書いたが、オリンピックの選手たちは先に何が起こるかまったくわからない状況で、自分の力を出し切ろうと全力を尽くす。そうしたときには、ほどほどに楽観性を失わず、しかし楽観的すぎないようにするのが良い。

あまり良いことばかり想像すると、思いがけない落とし穴に落ちてしまう。だからといって、弱気になって良くない予報をすると、精神的にも肉体的にも萎縮して本来の力が出せなくなる。ところが、私たちは、つい良くないことを想像しがちになる。とくに、気弱になっているときはそうなりやすい。

良くないことを考えるのは、厳しい状況で自分を守る防衛本能のようなものなので、必要なものでもある。

しかし、気弱になっているときには、自分を取り巻く状況を現実以上に厳しく捉えがちなので注意が必要だ。意識しないうちに過剰防衛になってしまう。そうした状況を避けるためには、意識して状況を冷静に判断すると良い。

カラオケの効用
——歌を口ずさみ気持ち安らぐ

1月19日がカラオケの日とされているということを、日本経済新聞夕刊で知った。カラオケといえば、いまでは世界的に知られているが、1980年代前半にはまだ海外では知られていなかった。

ちょうどそのころ、恩師の故小此木啓吾先生が米国の病院で講演する際に、お供した。日本人の精神構造論を話すなかで、カラオケを引用された。不肖の弟子である私は講演の内容は忘れてしまったが、それを通訳していた在米の日本人精神科医が、カラオケの意味がわからないままエンプティ・バスタブ（空の風呂おけ）と苦しまぎれに訳したことだけは覚えている。小此木先生は、誤りに気づいてすぐに修正したが、そのころカラオケは、海外ではまだその程度の認知度だったのだ。

日本では80年代半ばにカラオケボックスができて、あっという間に一般的になった。おそらく、カラオケボックスができたことで、カラオケが、それまでのような酒の場の脇役から、人間関係をもり立てる主役になったことが大きいだろう。日経夕刊でも、仲間と気楽に歌を歌う楽しさを紹介していた。もっとも、私はカラオケが苦手。できることならそういう場に行きたくない。もし行ったとしても、できるだけ歌わないですむように隠れている。

しかし、一人で道を歩いているときや風呂に入っているときに、小さな声で歌を口ずさむことがある。歌うのはもっぱら昔の歌謡曲。懐かしさからか、気持ちが安らいでくる。歌を歌うことは、心を癒やす作用がある。カラオケが一般化した、もうひとつの大きな要因だろう。

地域全体で「面の支援」
——東日本大震災から4年

東日本大震災から4年がたった。先週も私が手伝いを続けてきた宮城県女川町を訪れ、人々の表情が明るさを取り戻してきている印象を受けた。しかし、これから先、復興までの長い道のりを進んでいかなければならない人々の心を考えると、簡単には喜べない。

この間、私は震災後の復旧・復興に向けて、コミュニティーの再構築を心の面から支援する手伝いをしてきた。女川町では、震災で多くの人が亡くなったり行方不明になったりした。大半の家屋が壊れて住めなくなった。町民の心は傷つき、地域社会も傷ついた。そうした状況から回復するためには、精神疾患の治療を考える従来の医療モデルだけでは不十分だ。地域全体で助け合う「面の支援」が必要となる。

そこで、保健師などの専門職だけでなく、地域住民に「聴き上手ボランティア」への参加を呼びかけた。予想以上の住民が参加し、その人たちが中心になって町の各地区で集まりを開くようになった。町外に避難した人たちが住んでいる地域へも出かけている。

今になって話を聴くと、住民も最初から積極的に参加したわけでなかったようだ。避難所の体育館で寝起きしているときに、研修室の椅子に座って勉強することに腹立たしささえ感じたという。その人たちが今は町をつくる核になっている。その様子を目の当たりにして心が温かくなった。

女川町、生まれた信頼
——不満な気持ち、言える関係に

東日本大震災後、町民全体を対象に、こころの健康を高める活動を続けている宮城県女川町の取り組みを、前回紹介した。町全体のネットワークをつくって面で支え合う仕組みは、被災地だけでなく、格差社会、競争社会といわれるいまの日本社会のこころの健康づくりに重要だ。

こうした活動に震災後から参加してきた人が、はじめから積極的だったわけではないことも紹介したとおりだ。たしかに、震災直後にこころの健康といわれても、そのまま受け入れることはできなかっただろう。

活動に対し、腹立たしささえ感じたという町民の１人の話を耳にした際、不満を口にできるようになったことこそ活動の成果だと私は思った。最初は、こうした不満を感じても、支援している私たちの気持ちに配慮して、それを口にできなかったに違いない。

町民たちは、その不満な気持ちを抑え込んで、自分が大事だと考える活動を続けてきた。その背景には、お互いに支え合わなければ自分たちのこころが追い込まれるという危機感もあったのだろう。

そのような危機感をきちんと受け止めてこころの健康の活動を積み重ねていった。その結果、町民の間に信頼感が生まれ、よいこともよくないことも口にできるようになってきた。腹立たしかった当時の気持ちを口にできるようにもなった。

一緒に歩んできてまた新しいことを教わった。

エイジフリー社会

――高齢者が自分らしく働く

定年退職を迎えた後も、私自身の活動はほとんど変わっていない。これまでとほぼ同じペースで、企業でのストレスマネジメントや研修、地域の自殺対策や被災地での活動などを続けている。通常の定年退職のイメージとはかなり異なり、ほとんど違和感がなく次のステージに入ることができている。

その意味で私はとても恵まれているが、一定年齢になったから仕事を離れないといけないとなると、かなりのストレスを感じるのではないかと思う。ある年齢で突然能力が落ちるわけではないからだ。体力や創造性を必要とする仕事は難しいかもしれないが、経験を積んでいる人の方がよい仕事もあるだろう。

それにもかかわらず、ある時点で画一的に仕事を離れないといけなくなると、せっかくの能力が生かされなくなる。人によっては、社会の役に立たないと突然宣告されたように感じる可能性もある。そのために精神的なバランスを崩す人もいるし、体にまで影響して身体的な病気になる人もいる。それは、個人にとっても社会にとっても大きな損失だ。

だからといって誰でも、いつまでも同じように働く必要はない。いろいろな理由で、定年を待たずに仕事から離れる人もいるだろう。高齢社会が進む中、それぞれの人がその人らしく生きていけるエイジフリー社会について、こころの健康という面からも考える必要がある。

距離を上手にとろう
――夫婦の間でも大事

東京郊外の住宅地にある病院に勤めている友人と、夫婦の仲について話す機会があった。友人も精神科医だが、彼が勤める病院には、うつ状態で入院してくる60歳前後の女性が少なくない。

ところが、そうした女性は、入院して程なくすると元気になるのだという。とくに薬を変えたわけではなく、入院自体が良いようなのだ。

よく話を聞くと、その女性たちは、夫が定年退職をして家にいるようになってから落ち込むようになった。それまでは自分のペースで家庭を切り盛りできていた。

ところが夫が家にいるようになると、ペースが乱される。昼食も、夫が一緒だとなると、今までのように簡単にはいかなくなる。

だからといって夫が家事の手伝いをするかというと、そのそぶりは見えないし、そもそも慣れていないのでかえって足手まといになる。夫によっては、会社で部下に指図していたときと同じように、妻にも指図をする。

一方で、一人でいるのに耐えられないのか、妻が外に買い物に出かけると、後を追いかける。「まさにぬれ落ち葉ですね」と友人は言った。

幸いなことに、そうした女性の多くは、入院して夫と離れると元気になるそうだ。それどころか、少し距離を置いて考え直したおかげか、その後は上手に夫と関われるようになる。距離を上手にとることは、夫婦に限らず人間関係では大事なことなのだろう。

働かない子供たち
――力を信じて待とう

働こうとしない子供たちの親の悩みを取り上げた記事を先日読んだ。それによると、学校を卒業しても働こうとしない青年が増えており、どのように接すればよいのか悩んでいるというのだ。

一定の年齢になったのだから仕事に就いてほしいと願う親の心情は痛いほどよく分かる。自分が働けなくなったり亡くなったりした後の子供の生活がどうなるのかという親の心配も十分に分かる。

しかし、親が頼み込んだからといって、今は働きたくないという子供の気持ちが変わるかというと、決してそんなことはない。それどころか、かえって反発し、ますます親の言うことに耳を傾けなくなることさえある。

人の考えや行動は、他の人が変えようとして変えられるものではない。親であっても、そんな力は持っていない。結局は、子どもの力を信じて待つしかないのだ。

待つことは、消極的な対応に思われがちだが、そうではない。主体的に待つというのは、とても積極的で、それだけにつらく感じる行動なのだ。そして、本人の心の中に何かをしたいという気持ちが生まれてきたら、そっと背中を押したり手助けしたりできると、もっとよいだろう。

私は、大学受験に何度も失敗した。その私を、親は何も言わずに見守ってくれた。経済的にも、心理的にもそれだけの余裕を持って見守ってもらえたおかげで、今の私があるのだと考えている。

散歩の効用
――気持ちを切り替えて問題解決

朝や夜の時間があるときに、犬を連れて散歩をするようにしている。毎日の生活が忙しくて、運動をする時間がないこともあって、メタボリック体形になってきている体に、いくらかでも刺激を与えたいと考えてのことだ。

散歩は体を動かせるというだけでも効用があるかもしれないが、それ以上に心の健康にとっても意味がある。歩いているうちに気持ちが開放的になって楽になることがあるし、いろいろなアイデアが浮かぶことが多いからだ。

多くの仕事に追われていると、目の前の仕事で頭がいっぱいになって、いつの間にか余裕がなくなってくることがある。

家事や人間関係などプライベートでも何かとストレスを感じているときには、問題を余裕を持って考えることができなくなることが多い。そうしたときに散歩に出ると、家にいたときには思いつかなかったような考えが、次々と浮かんでくることがある。目の前の問題から離れて視野が広がると同時に、体を動かすことが刺激になって、考えが進むのではないか。

私の友人は、何か気になることがあるなど頭がいっぱいになってきたときに、散歩に出るようにしているという。散歩に出て、最初のうちはあれこれと気になっていることを考えているが、30分も歩いていると、ふっと解放されることが多いという。気になっていた問題を解決する方法が浮か

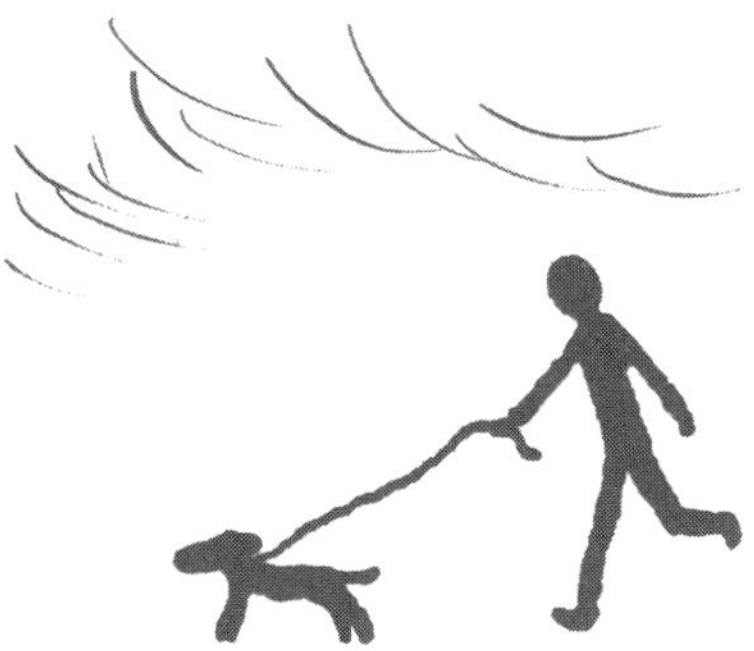

んできたり、楽しいアイデアを思いついたりして、気持ちが前向きになってくる。余裕が出てきて、少し距離を置いて問題を考えられるようになるからなのだろう。

気持ちの切り替えは、散歩のような、日常的な行動をちょっと工夫することで可能になることがある。

第2部

認知行動療法でこころの力をアップ

第1章　認知行動療法とは？

「4ステップ対処法」で気持ちや行動のコントロールを手助け

日本経済新聞に連載しているコラム「こころの健康学」はいろいろな方々との交流の中で気づいた工夫をもとに書いているが、そのベースは認知行動療法にある。認知行動療法は、認知と呼ばれるこころの情報処理のプロセスに目を向けて気持ちや行動をコントロールする手助けをする精神療法（心理療法）のひとつで、うつ病や不安症などの精神疾患に対する治療的効果が高いことは多くのエビデンスによって実証されている。

しかも認知行動療法は、近年、こうした精神疾患だけでなく、日常生活で出会う様々なストレスに対処するためにも効果があることがわかってきている。それは、認知行動療法のアプローチが、ストレスをうまくかわし、場合によってはストレスを味方にしたときに、意識しないで行っている対処法をわかりやすくまとめたものだと言えるからだ。

認知行動療法は考えに目を向けるところに特徴があるが、それは、とっさに頭に浮かぶ考えや判断が問題解決を妨げていることが多いからだ。だから自動思考と呼ばれるとっさの判断や考えに目を向け、現実と照らし合わせながら問題解決に取り組んでいくようにする。

そのときに大切なのは、気づかないでやり過ごしていた考えや行動にきちんと目を向ける力だ。とっさの考えを現実であるかのように思い込んで本来の問題が見えなくなるのは、精神的に健康と言われている人でも、精神疾患に悩んでいる人でも、皆同じだ。

だから、気持ちが動揺したときに立ち止まって、意識しないで考えたり行動したりしていることを振り返ることが役に立つ。そのうえで、現実に目を向けて十分に必要な情報を集め、問題に適切に対処できるように取り組んでいくというのが認知行動療法の基本的アプローチだ。そこで、次に、日常生活のなかで日々のストレスを感じたときに役に立つ4ステップ対処法を紹介することにしたい。

【第1ステップ】変調に気づく

ストレスに上手に対処する最初のステップは、変調に気づくことだ。うつや不安、怒りといったネガティブ感情はこころの警報器（アラーム）と考えることができる。「何か問題が起きているから、ちょっと立ち止まろう」という警報器だ。だから、そのときに「まだ頑張れる」と自分で自分を励ましたり、「頑張れよ」と他の人を励ましたりしてしまうと、せっかく鳴っている警報を切ることになる。

警報器が鳴ったときには、まず立ち止まって現実に目を向け、何か問題がないか確かめる必要がある。それで問題がないとわかればそれで良いし、もし問題があれば次の第2ステップに進んでいくようにする。

【第2ステップ】 一息入れる

問題があると気づいたときには、一息入れて自分を取り戻すようにする。慌てて問題に取り組んでしまうと、気持ちばかり焦って的確な対応ができなくなる可能性があるからだ。自分を取り戻すためには、最近話題のマインドフルネスのアプローチが役に立つ。

マインドフルネスは、過去や未来ではなく、「いま」に目を向けることを大事にする。過去は変えられないし、未来は何が起こるか予測がつかない。だから、過去のことをクヨクヨ思い悩んだり、将来のことをいろいろ考えて不安になったりするのではなく、今の自分を取り戻すことができれば、今の問題に取り組む準備状態に入ることができる。その方法には、ゆっくり息をしながら自分の体の変化に目を向けるなどいろいろな方法がある。

【第3ステップ】 考えを振り返る

第3のステップでは、その瞬間に自分の頭に浮かんでいる考えを振り返るようにする。気持ちが動揺しているときは、極端な考えになっている。自分を守ろうとしたり、何かを改善しようとしたりしているために、良くない方に目を向けすぎてしまい、つらい気持ちになっている。このとき、「いつも」「やっぱり」「どうせ」「絶対」など、決めつけるような極端な言葉が入った考えに目を向けるようにすると良い。

そうしたときに、その瞬間の考えに縛られないで現実に目を向けるようにすると、良くないことだけでなく、良いことも起きていることに気づける。そうすると、新しい現実的なものの見方ができるようになり、気持ちも楽になってくる。

そのひとつの方法として、気持ちが動揺した出来事と感情、そのときとっさに考えたこと、そしてあらためて現実に目を向けて気づけた考えを裏づける事実と、考えとは反対の事実を書き出すようにする。そうすれば、とっさに「考えたこと」と「現実」が必ずしも同じではないことに気づき、現実的な視点を持つことができるようになる。その結果、今起きている現実を冷静に考えられるようになり、問題により的確に対応できるようになって、気持ちが軽くなり、自信も出てくる。

こうした現実的な視点を持てるようになるには、現実に目を向けて情報収集を進めて裏づける事実と反対の事実を明らかにするだけでなく、最高のシナリオと最悪のシナリオを対比して考えてみるシナリオ法や、親しい人が同じように悩んでいたらどのようにアドバイスすると考えるかとか、親しい人だったらどのようにアドバイスしてくれると考えるかといった第三者の視点を取り入れながら現実を再検討することが役に立つ。

【第4ステップ】　期待する現実に近づく

現実に目を向けながら考えを整理することができれば、問題にどのように対処していくかを考えることができるこころの状態が整ってくる。その結果、現実の問題に取り組んで、自分が期待する現実に少しでも近づくように工夫していくことができるようになる。そこで次に、自分が期待する現実に近づくための手立てを紹介したい。

1　実際の現実と希望する現実を意識する

ストレス状況が続いて何かをしようとするエネルギーが失われてくると、困った状況に直面したときに、「ああ、どうせ自分はやってもダメなんだ。良い事なんて起きないんだ」と考えて、ますます気力がなくなってくる。そうしたときには、うまくいかなかった現実に目を向ける一方で、自分としてはこうなれば良いと考えていたという現実を意識するようにすると良い。

「実際はこうなってほしかったのに、現実にはこういう事が起きた」という現実に目を向けながら、こうなってほしかった「期待する現実」を実現するためにどのような工夫をすれば良いかを考えられるようになると、少しずつでも先に進んでいけるようになり、それが自信になって意欲も出てくる。

2　問題を解決する

現実の問題を解決するためには、①できるだけ具体的な問題を選ぶ、②できるだけ多くの解決法を考える、③それぞれの解決法の長所と短所を比較検討する、④ひとつの解決法を選んで準備し実行する、⑤その結果を見て次にどうすべきかを考える、という5段階を、手順を踏んで進めていくことが、役に立つ。

問題に対処するときには、一気にたくさんの問題を解決しようとしないことが大事だ。いろいろな問題があるときには、まずひとつ具体的な問題を決めて、その問題を解決するようにする。急がば回れだ。ひとつうまくいけば、問題解決のコツがつかめて自信がつくし、やる気も出てくる。私たちは、複数の課題に取り組むマルチタスクのときよりも、ひとつの課題に取り組むシングルタスクの方が、はるかにパフォーマンスが高くなる。

取り組む問題をひとつ決めて解決策を考えていくときに意識すると良いのが、「数の法則」と「判断延期の法則」だ。「数の法則」は、問題の解決法をできるだけ多く考えてみるというもので、解決法を全部考えだしたと思えるまで個々の解決法が良いかどうか、役に立つかどうかの判断を先延ばしにするのが「判断延期の法則」だ。

つらくなっているときには、90点や100点満点の答えが見つからないから悩んでいるのだ。そうしたときには、ブレイン・ストーミングを行って、考えられる解決策を思いつくままに並べていき、その中からひとつ役に立つ可能性が高い解決策を選んだり、いくつかの解決策をまとめてひとつの解決策を案出したりするようにする。

このようにして解決法をひとつ決めた後は、その方法を実践するが、その前に準備をしたり練習をしたりできると良い。また、問題解決の障害になりそうなことをいくつか想定して、対処策を考えておくことも大事だ。その結果、問題が解決すればそれで良いし、解決しなければ次はそれを問題として、その問題に取り組むようにする。

3 人間関係を改善する

問題を解決するときには、自分だけで頑張りすぎないで、必要に応じて人の助けを得るようにすることも大事だ。苦しいときやつらいときに、親しい人や身近な人とおしゃべりをしたり、また逆に黙って一緒にいたりするだけで、こころが癒やされる。行き詰まったときに誰かと話すと、新しいアイデアや方法が思い浮かんでくることも多い。

このような人間関係をもつためには、言葉を使ったコミュニケーションだけでなく、表情や態度など言葉にならないコミュニケーションも大切にするようにする。例えば、感情に関係した態度は相手に同じような反応を引き出しやすい。ムッとすれば、相手もムッとするし、ニコッとすれば、相手も表情を和らげる。悩んでいるときはムッとした印象を与えがちで、周りの人もそれに影響される。だから、悩んでいるときには、意識して表情を柔らかくするようにすると良い。

一方、力の関係では、反対の反応が生まれる。一方が強くなると、一方は弱くなる。悩んでいるとつい弱気になりがちで、ますます相手が強い態度になることがあるので、必要なことはきちんと口に出して伝えるようにするのが望ましい。そのときには、厳しくなりすぎず、優しくなりすぎず、ほどほどの表現を使うようにする。そして、そのときに感じている気持ちと、現実に起きている事実の両方を伝えて提案をすると、相手に受け入れられやすいということを意識しておくと良いだろう。

4 こころを元気にする行動をする

問題に取り組もうとしても元気が出ないことがある。そのときには、認知行動療法の行動活性化と呼ばれる方法が役に立つ。元気が出ないとき、ただ待っていても意欲は出てこない。意欲がわいてくるのは、それをすると良いことがあると考えたときだ。何かをして良かったと感じたり、楽しかったと思ったりしたときに、報酬系というドーパミンを介した脳の神経ネットワークが刺激されて、意欲がわいてくる。逆に、何をやっても駄目だと考えると、どんどん気力がなくなっていく。

こうした状況を変えるためには、優先順位をつけて少しずつ、できることを積み重ねていくことが大事だ。「どうせダメだ」と考えているときに、少しでも何かできることに気づくと、「もしかするともう少しできるかもしれない」と前向きに考えられるようになる。何かをして楽しい気持ちになると、「またやれば楽しいかもしれない」と考えて意欲がわいてくる。「できた」「楽しかった」という体験が、こころの力になっていく。

認知行動療法を使ったストレス対処の基本について説明した。さらに詳しく知りたい方は、私が編集している認知行動療法活用サイト「こころのスキルアップ・トレーニング」(http://www.cbtjp.net/)を参考にしていただきたい。

第2章

認知行動療法を取り入れる

認知行動療法の考え方
――広い視野で問題に対処を

私が専門とする精神療法である認知行動療法は、認知、つまり受け取り方や考え方を柔軟にして気持ちをコントロールする方法だ。ところが、そう説明すると、いくら現実に大きな問題があったとしても、考え方を変えることで気持ちを軽くすることができる方法だと誤解されることがある。

ある人が、理不尽な上司のプレッシャーに悩んで別の上司に相談したところ、「上司の性格は変わらないのだから、認知行動療法を使って考えを切り替えるしかない」と言われたという。自分の考え方を変えて、その上司を受け入れるしかないというのだ。

しかし、理不尽なプレッシャーは現実に存在している。だから、その問題をないものにすることはできないし、むしろ、きちんと解決する必要がある。

その際、注意しなくてはならないのが、心の中で、問題を現実以上に大きく考えすぎていないかという点だ。悩んでいると、その問題にばかり目が向いてしまい、とても大きいものに見えてくるのだ。そうすると、問題に圧倒されてしまい、解決できるはずの問題まで解決できなくなってしまう。

もっと広い視野で問題を考えることができれば、自分の力を生かして問題を解決していけるようになる。認知行動療法でいう考えを切り替えるというのは、そのようにバランス良く現実的に考えられるようになることだ。

つらい気持を和らげる

――自分を取り戻す手助け

先日、ＮＨＫのクローズアップ現代で認知行動療法が取り上げられた。認知行動療法は、認知を変えることでつらい気持ちを和らげていくカウンセリングの一種だ。認知をわかりやすく表現すると、ものの受け取り方や考え方ということになる。同じ現実でも、ひとそれぞれに微妙に違う受け取り方をして、瞬間的にその人なりの判断をする。

通常はそうした瞬時の判断が役に立つが、ストレスを強く感じているときには現実的でない判断をするようになることがある。自分なりの思い込みの世界に入り込んで、自分をむやみに責めたり絶望したりするようになる。

考え方を変えればいいかというと、そう簡単ではない。自分の考えのクセに気がついて変えるというのは、なかなかできることではない。

上司が感情的で困っているときに、上司の性格は変わらないのだから気にしないようにすればよいといわれても、簡単にできないから困っているのだ。感情をコントロールできる上司になってほしいというのも、気にしない自分になりたいというのも、現実から離れた願望でしかない。

そうしたときに、もう一度現実に目を向けてどのような解決策が可能かを冷静に考える。そうした自分を取りもどす手助けをするのが認知行動療法だ。一人でできなければ人に助けてもらう。自分の考えに縛られないで色々な可能性を探っていくところに、認知行動療法の意味がある。

動揺を書き出す
――悩みに縛られない思考に

認知行動療法は、ストレスに対処する基本の型を身につける治療だ。この基本型が身につけば、精神疾患の治療に役に立つだけでなく、日々のストレスに対処する力も高まってくる。

なかでも、コラムを使う方法は効果的な対処法のひとつだ。企業の一般社員研修に、私が監修するウェブサイトを使ったケースでは、こころの疲れを和らげる効果があることが示唆された。

この方法はまず、気持ちが動揺した場面を書き出す。続いて、そのとき感じた気持ちや考えも記す。この最初のステップが大切な役割を果たす。気持ちが動いている背景には、その気持ちに連動する考えが働いており、極端な考えになっていることが多いからだ。

気持ちが動揺しているときに頭のなかに浮かぶ考えやイメージが分かったら、次のステップでは、自分の考えがどの程度、現実に沿ったものか、振り返るようにする。

もし、自分の悩みが現実的なものであれば、その問題を解決する努力をすれば先に進める。また、現実に目を向けずに自分の思い込みで悩んでいるときは、思い込みの部分を切り替えられるよう工夫すればよい。

このように悩みに縛られないしなやかな考え方を、認知行動療法では適応的思考と呼んでいる。こうした柔軟な考えが自然にできるようになれば、こころの健康度は高くなる。

認知症患者を支える

——役立つ認知行動療法

2014年11月、認知症に関連する政府主催の国際会議が都内で開かれた。これはロンドンで2013年に開かれた「主要国（G8）認知症サミット」の後継イベントだ。サミットの後、関係国がテーマを決めて持ち回りで開く会議の1つだ。

今回の国際会議の主要テーマはケアと予防で、研究者や行政関係者だけでなく、認知症の当事者や家族も参加して活発な討議が繰り広げられた。私も、専門にしている認知行動療法を認知症ケアに生かす可能性に関する研究計画をポスターで発表した。

認知症は加齢に伴う単なる物忘れとは違う、脳の病気だ。脳の中にどのような変化が起こるのか、進行をどうやって防ぐか、脳科学の成果をもとにした発表は興味深かった。

しかしそれ以上に心を打たれたのは、認知症になった人が自らの体験を壇上で発表したのを聞いたときだ。万引きをきっかけに初期の認知症だとわかったという。自分でも説明のつかない万引き行動が認知症のためだとわかって安心したが、すぐにひどい絶望感に襲われたという。その人は、仲間や家族のネットワークが支えになり、立ち直れた。

これからは認知症にかかった人のこころを、当事者同士、家族、地域の人たち、さらには専門家が、面で支えることが必要になってくる。認知行動療法は、そうしたときに、当事者やまわりの人たちが自分の心を支えるとともに、互いに支え合うスキルを提供できる。

あとがき

近年、こころの健康とその不調の関係についての研究が進んできている。以前は、こころの健康とこころの不調は連続線上の両極にあり、不調が改善すれば健康度が増してくると考えられていた。

しかし、どうもそうとは言い切れないようだ。こころの不調が改善してその健康度が増すことはたしかにあるが、不調を体験していても、健康な部分が保たれていることは多い。不調が改善しても、こころの健康が感じられないことも少なくない。そうしたことから、こころの健康と不調は別々の軸で動いていて、こころの健康は健康として独立して考えた方が良いと考えられるようになっている。

さて、本書は日本経済新聞で連載中のコラム「こころの健康学」（２００８年１月から２０１５年６月にかけて掲載した記事の一部）を主体にまとめたものだ。「こころの健康学」の連載が始まったのは２００１年だが、そのとき私は、連載がこんなに長く続くとは思っていなかった。コラムの中で何度か書いてきたように、私は自分に自信が持てない人間だ。毎週、新しい話題を考えて文章を書くなど、思いもよらなかった。

もっとも、私は精神科医なのでいわゆる精神疾患について解説することくらいはできるだろうとは考えた。ところが、コラムのタイトルが「こころの健康学」となっている。精神疾患ではなく、こころの健康について書かないといけないと考えると、ますます心配になった。

今になって思うと、こころの健康に焦点を当てたいという担当者の考えが助けになった。コラムを毎週書き続けていくうちに、こころの健康を守り高めようとする私たちの工夫は数え切れないほどあることがわかったからだ。精神疾患の解説など、数カ月で終わってしまっていただろう。こころの健康に目を向けると、いろいろ新しいアイデアがわいてきて、結局は今まで連載を続けることができた。

そうは言っても、自分の頭から自然にアイデアがわいてきたわけではない。仲間や家族と話すなかにコラムを書くためのヒントがたくさん含まれていたし、新聞の担当者や講演会に呼ばれて担当者と話しているときや、講演の際の質問などからもたくさんのアイデアをいただいた。講演に行ったときに参加者が新聞の切り抜きを手にしながら励ましてくださったり、手紙で意見をいただいたり、多くの人からの刺激の助けがあった。病院などの医療機関で出会った患者さんたちからも多くのアイデアをいただいた。近年、精神医療の現場ではリカバリーという考え方が重視されるようになっている。リカバリーというのは、精神疾患を持った人が、症状を抱えながらも自分らしく生きていける状態になることを言う。

精神医学はまだ発展の途上にあって、精神疾患の本態を解明するまでには至っていない。残念なことに、症状を治しきれないことがある。症状があることはその人にとってハンディキャップだが、だからといって、その人に何の力もないわけではない。いくらハンディキャップが残っていても、私たちは誰もが、そのハンディキャップを補うだけの力を持っている。その力を生かすことができれば、誰でも自分らしく生きていくことができる。

診療中に患者さんの話を聴いていると、それぞれの人が自分の力を生かす工夫をしていることに気づく。まさに、こころの健康のための工夫で、その多彩さに私たち人間が持っているこころの力を感じた。こうした工夫は精神疾患を持っている人だけでなく、医療機関を受診していない人にも役に立つ。

私たちは誰もが、毎日、ストレスや悩みを感じながら生きている。その意味では、皆がハンディキャップを持っていると言える。そうしたときに、精神疾患を持つ人の優れた工夫を知って、自分が持っているこころの力に気づくことは大きな支えになる。その工夫を紹介できたことも、「こころの健康学」を長く続けることができた大きな要因だと考えている。

そして今回、「こころの健康学」の原稿をまとめて書籍化する機会をいただいた。これまで多くの人から教わってきたこころを元気にする工夫を、さらに多くの人に伝える機会をいただいたことにこころから感謝している。そして、この本を多くの方に手に取っていただくことを願っている。

2018年4月3日

大野 裕

著者　大野 裕（おおの ゆたか）
精神科医。1950年生まれ。慶應義塾大学医学部卒業。コーネル大学医学部、ペンシルバニア大学医学部留学などを経て、慶應義塾大学教授、国立精神・神経医療研究センター認知行動療法センター長を歴任。2015年4月より同認知行動療法センター顧問。日本認知療法・認知行動療法学会理事長。日本ストレス学会理事長。日本ポジティブサイコロジー医学会理事長。認知行動療法研修開発センター理事長。ストレスマネジメントネットワーク代表。

「こころ」を健康にする本
くじけないで生きるヒント

2018年5月22日　第1刷
2018年6月15日　第2刷

著者　大野 裕

発行者　鹿児島昌樹
発行所　日経サイエンス社
http://www.nikkei-science.com/
発売　日本経済新聞出版社
東京都千代田区大手町 1-3-7
電話 03-3270-0251
印刷・製本　シナノ パブリッシング プレス
ISBN978-4-532-52075-5
